元気のしるし 朝うんち

うんちのお便り出しました

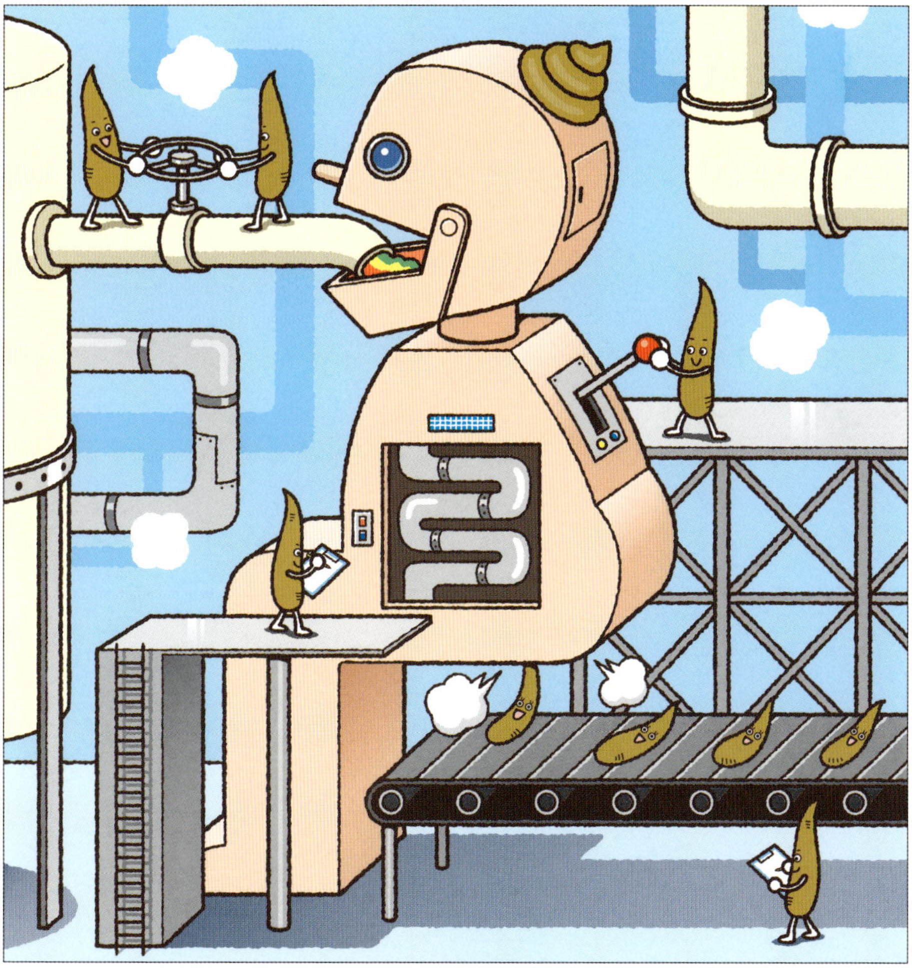

少年写真新聞社

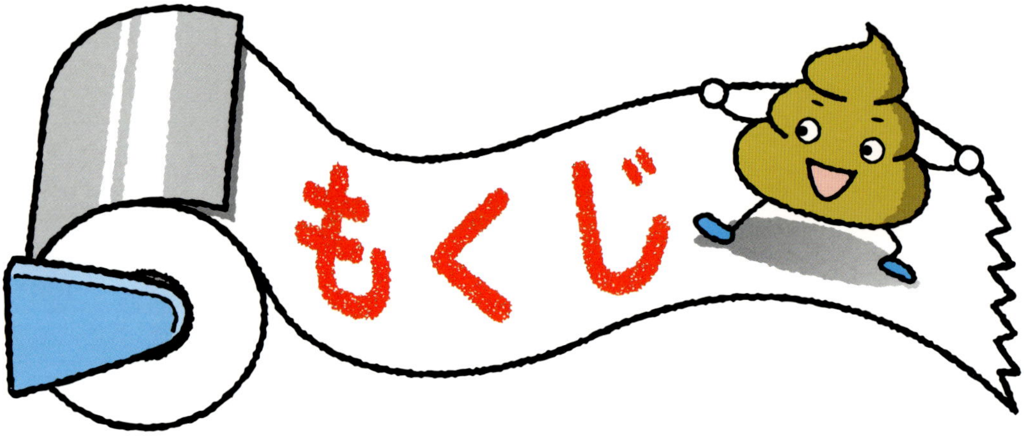
もくじ

この本を書いた人

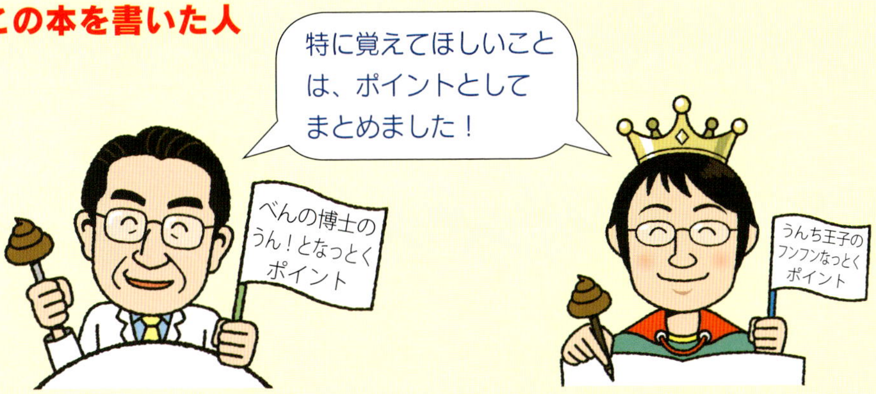

特に覚えてほしいことは、ポイントとしてまとめました！

世界的な腸内細菌の権威。
ライフワークとしてうんちの研究に携わっている。

べんの博士
こと **辨野《べんの》 義己《よしみ》先生**

日本トイレ研究所の代表。
各地の小学校でトイレの使い方や排せつの大切さを教えている。

うんち王子
こと **加藤《かとう》 篤《あつし》先生**

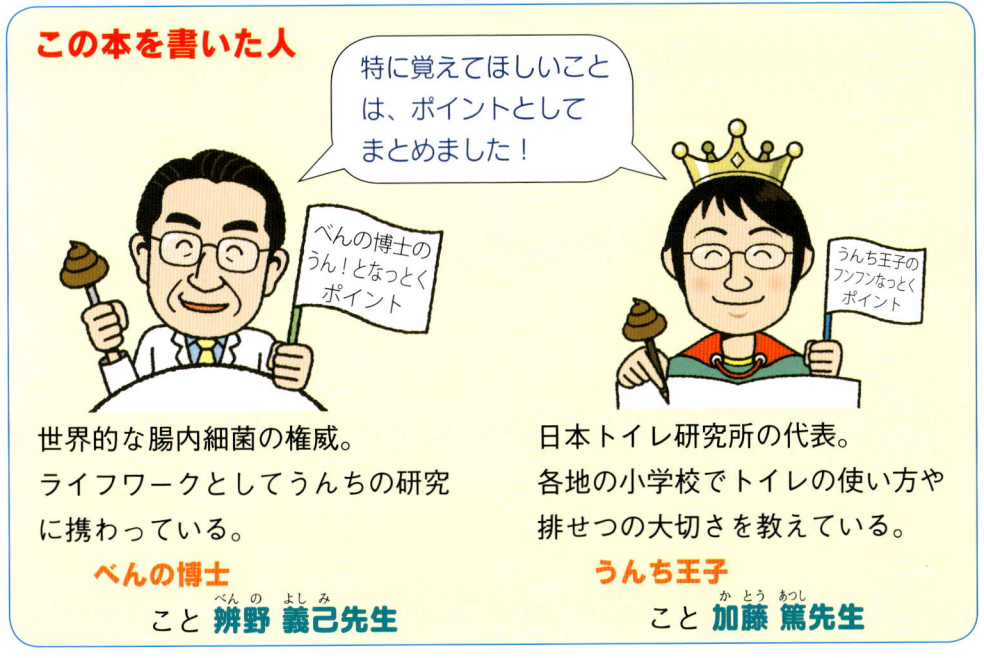

まえがき

あなたの腸はお花畑のようにきれいですか？　わたしたちの腸内環境は、食生活や生活習慣、運動習慣などによって一人ひとり異なります。近年の研究で、この腸内にすむ細菌（腸内細菌）が、生活習慣病からアレルギー、精神疾患まで、様々な病気に関係していることが明らかになってきました。

わたしたちの体の中で、一番病気の種類が多いのはどの部分でしょうか？　その答えは「大腸」です。意外に思われるかもしれませんが、病気の原因の多くは、腸内環境にあるのです。大腸と言えば、うんちを作るだけの、暗い、きたない、くさい臓器と思っていませんか。体の中で、脳や心臓といった臓器は大事にされるのに、不当な「蔑《べっ》視」を受けている大腸。この大腸こそが、病気の発生源なのです。

口に入れた食べ物は胃で分解、小腸でほぼ消化され、栄養分を吸収された残りが大腸へ行きます。そこで水分が20％ほど吸収され、その残りの食べカスなどがうんちとして排出されるのです。そのとき、うんちと一緒に大量に腸内細菌も排出されます。その数はうんち１グラム当たり、実に１兆個近くにもなります。これらの腸内細菌は大腸内の環境によって増減し、またすむ腸内細菌のバランスも変わるのです。すなわち、大腸は腸内細菌の培養器官で、総計1000種以上ある腸内細菌の種類が日々変わっているのです。食生活の乱れなどによって腸内細菌の善玉菌と悪玉菌のバランスが崩れると、便秘や感染症、大腸がんや大腸ポリープなど様々な腸疾患の原因となります。また、最近では肥満やメタボリックシンドロームとも深い関係を持つことも示されています。ですから、現在起きている多くの病気がその関与なしには語れないほど、腸内細菌は重要な存在としてクローズアップされています。腸内に素敵なお花畑のような環境を作ることは健康の第一歩。エキサイティングな腸内細菌の世界をぜひ、本書でのぞいてみませんか。

そして、どのようなうんちを出せばいいのか、どうすれば良いうんちが出せるのかの極意を伝えたいのです。

みなさんは正しいトイレマナーを知っていますか。次にトイレを利用する人のためを考えることの大切さをぜひ伝えたいのです。そうした人への思いやりの重要性を感じていただいて、何をすれば人に「喜ばれるか」をトイレで考えてほしいのです。

本書を通じて、毎日、トイレで健康のバロメーターであるあなたの分身にきちんとあいさつされることを期待して。

共　著　者

第1章

うんちは体からのお便り

1　うんちのことで、悩《なや》んでいませんか？

　わたしたちは、生《い》きていくための栄養《えいよう》を日々《ひび》の食事《しょくじ》から得《え》ています。必要《ひつよう》な栄養分《えいようぶん》を体《からだ》に取《と》り込《こ》み、不要《ふよう》になったものがうんちとなり体外《たいがい》に排《はい》せつされます。つまり、食《た》べ物《もの》をかみ砕《くだ》き、飲《の》み込《こ》み、消化《しょうか》して、吸収《きゅうしゅう》し、最後《さいご》に残《のこ》ったカスや老廃物《ろうはいぶつ》などが「うんち」になります。

　うんちと言《い》えば「くさい」「きたない」「見《み》たくない」など、マイナスイメージの塊《かたまり》のようなものですので、うんちについて話《はな》し合《あ》う機会《きかい》や丁寧《ていねい》に学《まな》ぶ機会《きかい》はほとんどありません。また、最近《さいきん》では、ひとりで食事《しょくじ》をしたり、偏《かたよ》ったものしか食《た》べなかったり、テレビやマンガを見《み》ながら食《た》べたりと、食《しょく》に対《たい》する関心《かんしん》のなさや食《しょく》の乱《みだ》れが指摘《してき》されています。食《た》べることですらこのように意識《いしき》が低《ひく》いのですから、排《はい》せつについては言《い》うまでもありません。自分《じぶん》のうんちをチェックする人《ひと》は少《すく》ないと思《おも》います。

　しかし、うんちは体《からだ》の状態《じょうたい》を知《し》らせてくれる大切《たいせつ》なメッセージです。食《た》べ物《もの》だけではなく、運動《うんどう》や睡眠《すいみん》、精神状態《せいしんじょうたい》からも影響《えいきょう》を受《う》けます。良《よ》いうんちが出《で》たときは、心《こころ》も体《からだ》もすっきりするし、とてもうれしいですよね。このとき、体《からだ》の調子《ちょうし》も良《よ》いはずです。このような感覚《かんかく》を大切《たいせつ》にしていくことが重要《じゅうよう》です。

図１　排便の状態

調査対象：首都圏の小学校１～３年生 420 人

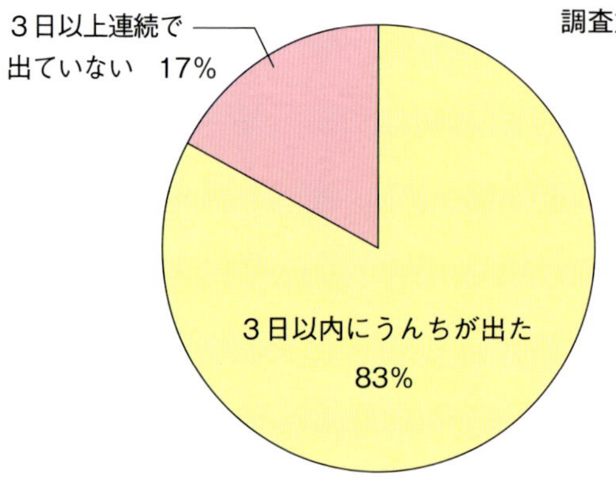

（日本トイレ研究所・王子ネピア調べ、2009 年）

図2　図1で3日以上連続でうんちが出ていないという児童の内訳

状　況	人 数
3日以上連続で出ていない	24人
4日以上連続で出ていない	21人
5日以上連続で出ていない	7人
6日以上連続で出ていない	7人
7日以上連続で出ていない	14人

(日本トイレ研究所・王子ネピア調べ、2009年)

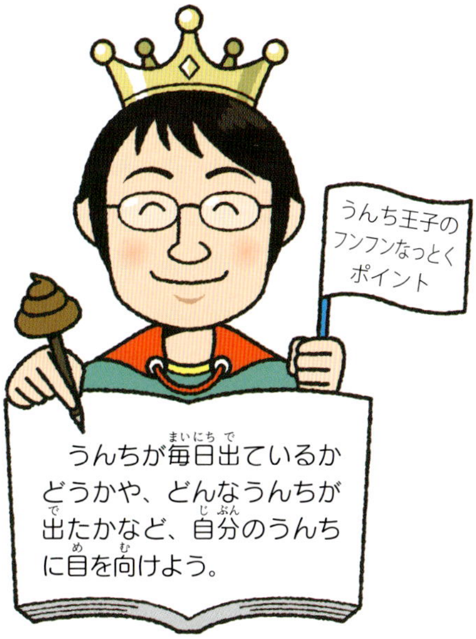
うんち王子のフンフンなっとくポイント
うんちが毎日《まいにち》出《で》ているかどうかや、どんなうんちが出《で》たかなど、自分《じぶん》のうんちに目《め》を向《む》けよう。

日本《にほん》トイレ研究所《けんきゅうじょ》と王子《おうじ》ネピアは、2009年《ねん》に首都圏《しゅとけん》の小学校低学年《しょうがっこうていがくねん》420人《にん》のうんち事情《じじょう》について調査《ちょうさ》を行《おこな》いました。毎日《まいにち》のうんちの様子《ようす》を「うんち日記《にっき》」に7日間記録《かかんきろく》し、それを集計《しゅうけい》しました。

うんちの状態《じょうたい》については、約《やく》8割《わり》が良《よ》いうんちである「バナナうんち」(p. 8参照《さんしょう》)という結果《けっか》になりました。全体《ぜんたい》としては比較的良《ひかくてきよ》い結果《けっか》ですが、420人《にん》の個人別《こじんべつ》のデータを見直《みなお》した結果《けっか》、課題《かだい》が見《み》えてきました。420人《にん》のうち3日以上連続《かいじょうれんぞく》でうんちが出《で》ない子《こ》どもが17%(73人《にん》)もいることが確認《かくにん》されました(図《ず》1)。また、このうち7日間《かかん》に1度《ど》も出《で》ない子《こ》どもが14人《にん》もいます(図《ず》2)。調査時《ちょうさじ》の体調《たいちょう》や個人差《こじんさ》があるとはいえ、小学校低学年《しょうがっこうていがくねん》で、2割近《わりちか》くが便秘状態《べんぴじょうたい》であるというのは驚《おどろ》きです。「うんちが出《で》ない」、「状態《じょうたい》の悪《わる》いうんちが続《つづ》く」というのは、健康《けんこう》に悪影響《あくえいきょう》を及《およ》ぼします。

空間《くうかん》としてのトイレ改善《かいぜん》はもちろんのこと、良《よ》い排《はい》せつ習慣《しゅうかん》と良《よ》い排《はい》せつ環境《かんきょう》づくりが急《いそ》がれます。

2 自分《じぶん》のうんち、観察《かんさつ》していますか？

うんちには、とてもたくさんの種類《しゅるい》があります。一人《ひとり》ひとり違《ちが》いますし、食《た》べた物《もの》や体調《たいちょう》などによって、毎回《まいかい》異《こと》なります。ここではわかりやすく覚《おぼ》えやすいように、うんちの種類《しゅるい》を４つに分類《ぶんるい》して紹介《しょうかい》します。呼《よ》び方《かた》は「バナナうんち」「コロコロうんち」「ビシャビシャうんち」「ヒョロヒョロうんち」で、分類《ぶんるい》のポイントは、色《いろ》、硬《かた》さ（形《かたち》）、におい、量《りょう》です。

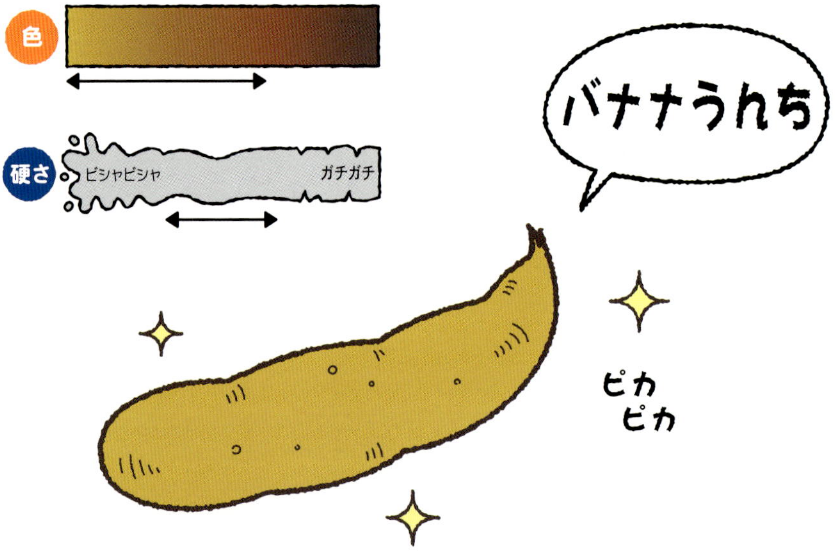

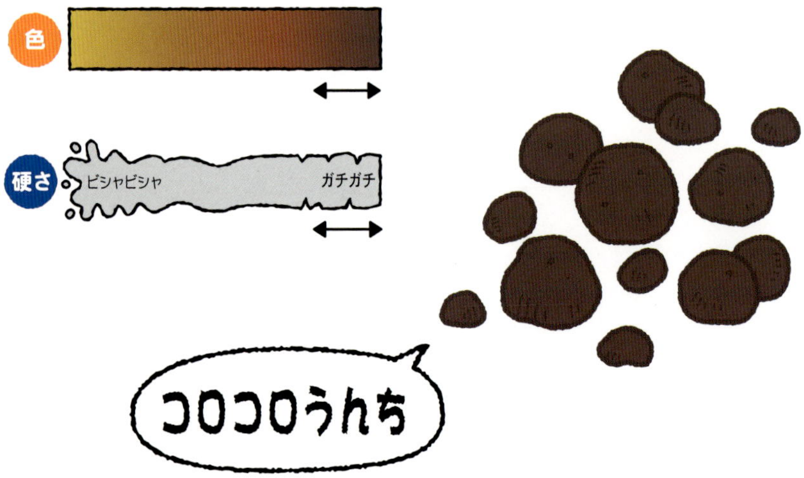

色《いろ》や硬《かた》さ（形《かたち》）はどうだろう

色《いろ》と硬《かた》さをポイントにイラストで紹介《しょうかい》します。うんちのほとんどは水分《すいぶん》（p.15参照《さんしょう》）なので、硬《かた》さは水分量《すいぶんりょう》が目安《めやす》になります。最《もっと》も健康的《けんこうてき》な「バナナうんち」は約《やく》80%が水分《すいぶん》で色《いろ》は黄色《きいろ》～黄褐色《おうかっしょく》、それより多《おお》くなると軟《やわ》らかくなり、ひどい場合《ばあい》はビシャビシャの下痢《げり》になります。逆《ぎゃく》に、水分《すいぶん》が少《すく》なくなると硬《かた》くコロコロになります。また、ヒョロヒョロは、かなり軟《やわ》らかく色《いろ》は黒褐色《こっかっしょく》になることが多《おお》いです。

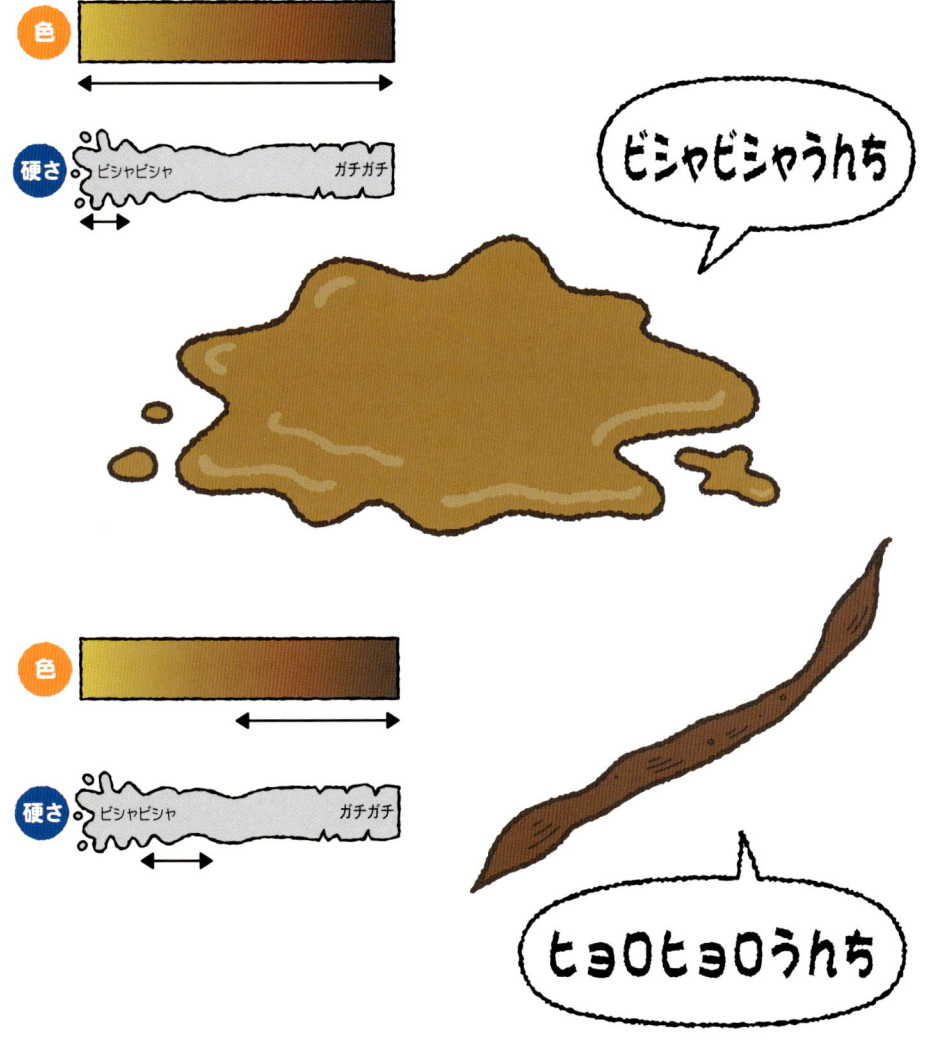

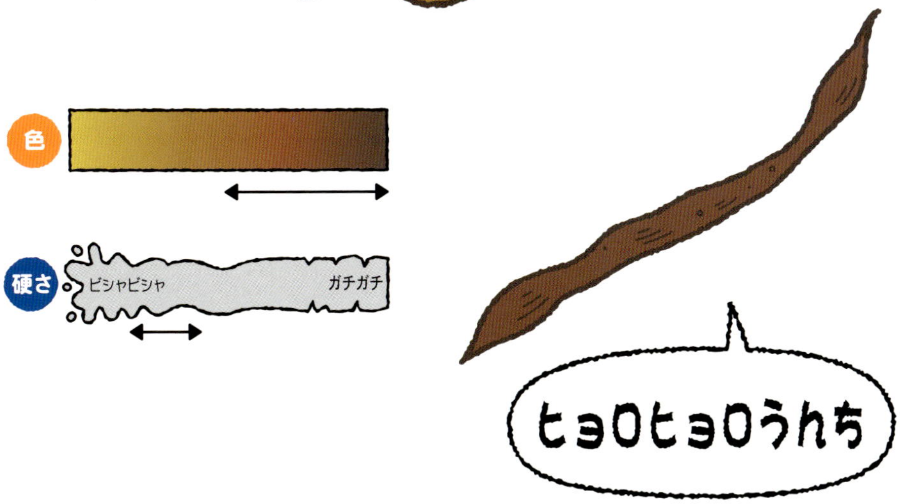

＊ここで紹介しているのは、それぞれの形の代表的な色です。ほかにも様々な色のものがあります。

量《りょう》やにおいはどうだろう

理想的《りそうてき》なのは、毎朝《まいあさ》バナナうんちが出《で》ることです。分量《ぶんりょう》としては、バナナ２～３本分《ぼんぶん》であれば文句《もんく》なしです。２～３日《にち》に１回《かい》しか出《で》ない場合《ばあい》や、逆《ぎゃく》に毎食後《まいしょくご》に出《で》ることもありますが、定期的《ていきてき》に出《で》てすっきり感《かん》があり、具合《ぐあい》が悪《わる》くなければ心配《しんぱい》いりません。すっきり出《で》た！　というときの分量《ぶんりょう》を覚《おぼ》えておくのもよいでしょう。

うんちのにおいは、どれも「くさい」と思《おも》われがちですが、健康的《けんこうてき》なバ

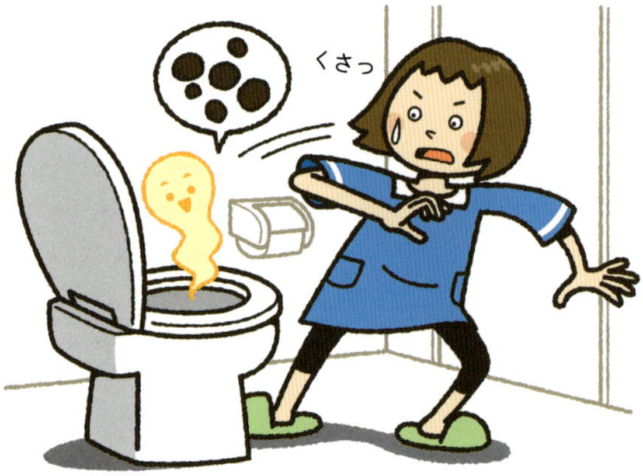

３日《か》ぶりに
コロコロうんちが少《すこ》し出《で》た。
量《りょう》は少《すく》ないのに
とってもくさーい。

おれのりっぱな
バナナうんち。
においはほとんど
しないぞ。

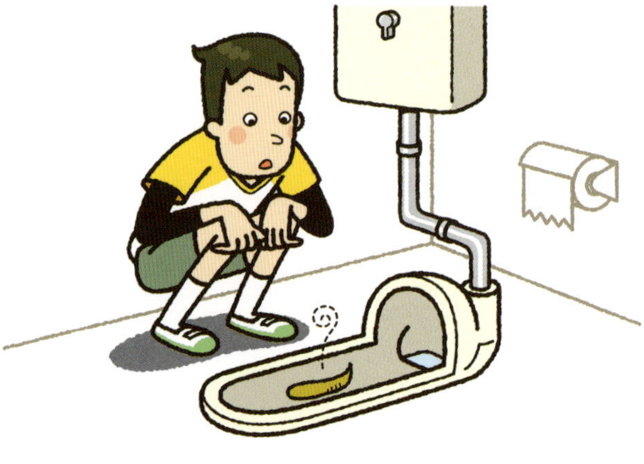

ナナうんちはくさくありません。むしろ香《こう》ばしいぐらいです。一般的《いっぱんてき》に肉中心《にくちゅうしん》の食事《しょくじ》だと、くさいうんちになり、野菜《やさい》・海藻中心《かいそうちゅうしん》の食事《しょくじ》はくさくなりにくい傾向《けいこう》にあります。とてもくさいうんちが続《つづ》く場合《ばあい》は、おなかの中《なか》の状態《じょうたい》が良《よ》くなく、有害《ゆうがい》な物《もの》が発生《はっせい》していると考《かんが》えられます。うんちのにおいチェックはとても重要《じゅうよう》です。

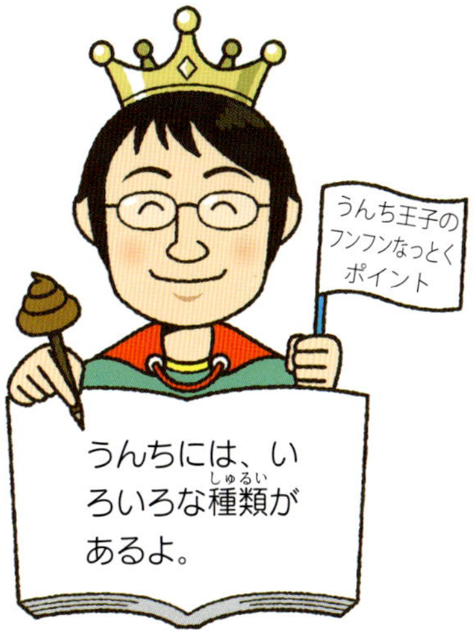

うんちには、いろいろな種類《しゅるい》があるよ。

ビシャビシャのうんちが
たくさん出《で》た。
くさいし、まだまだ出《で》そう。

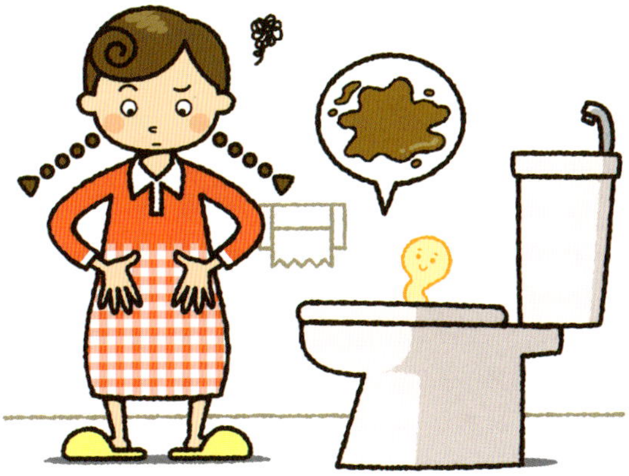

ヒョロヒョロうんちが
ちょっとだけなのに、
すごいにおいだ！

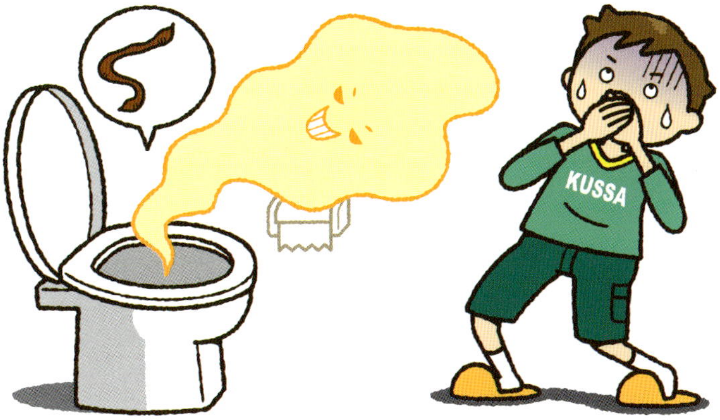

動《どう》物《ぶつ》のうんちを見《み》てみよう

次《つぎ》の動《どう》物《ぶつ》のうんちは、どれでしょう

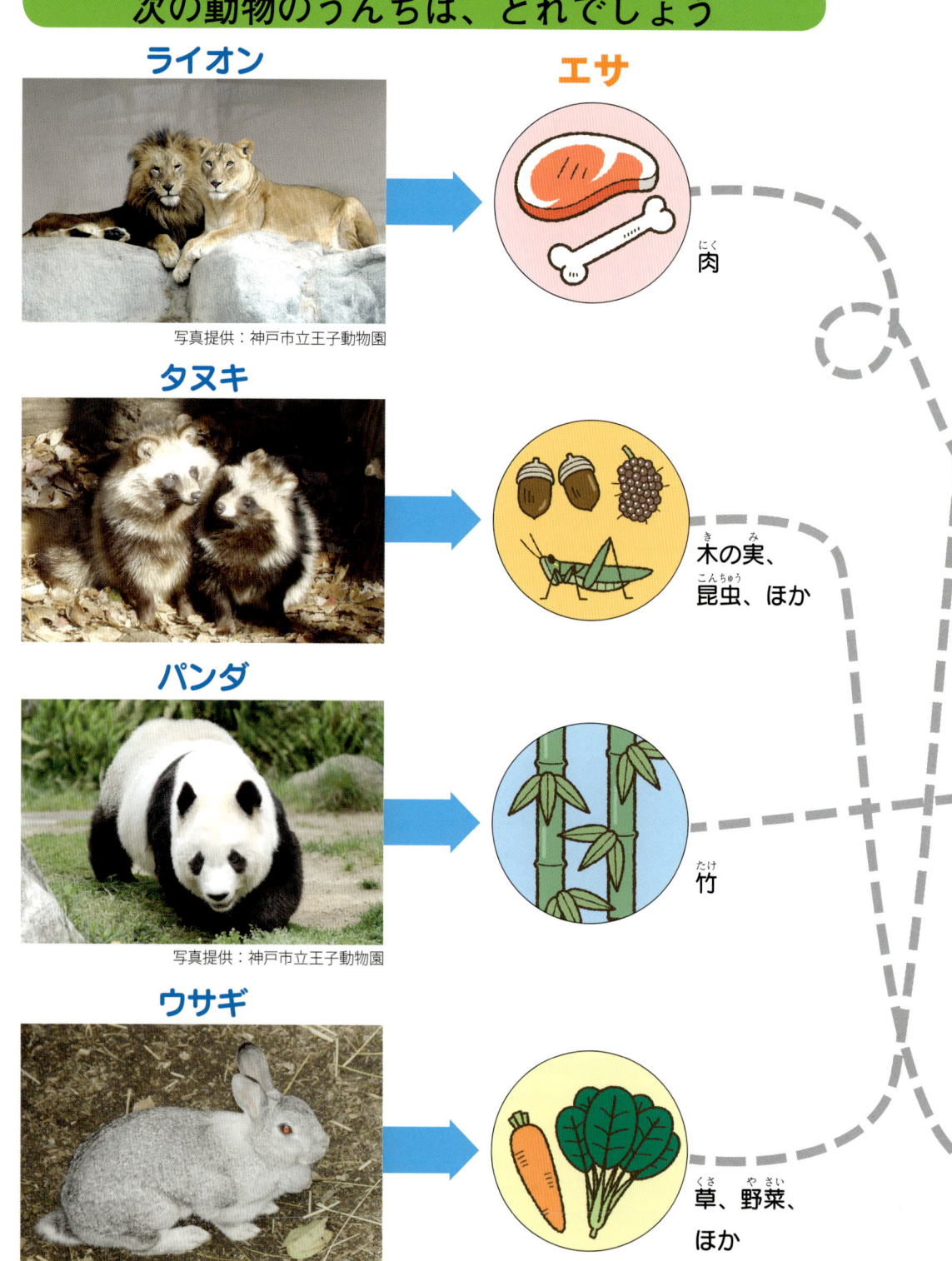

ライオン

写真提供：神戸市立王子動物園

タヌキ

パンダ

写真提供：神戸市立王子動物園

ウサギ

エサ

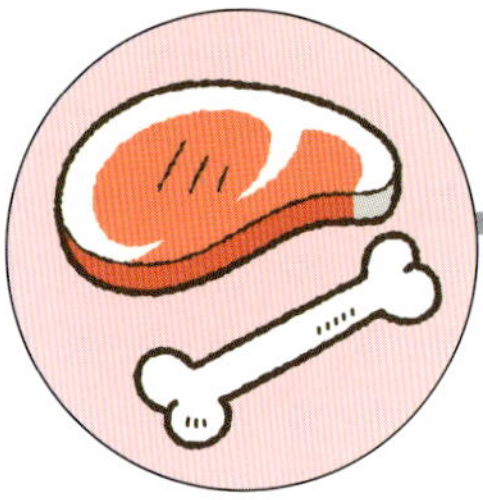

肉《にく》

木《き》の実《み》、昆虫《こんちゅう》、ほか

竹《たけ》

草《くさ》、野《や》菜《さい》、ほか

うんち

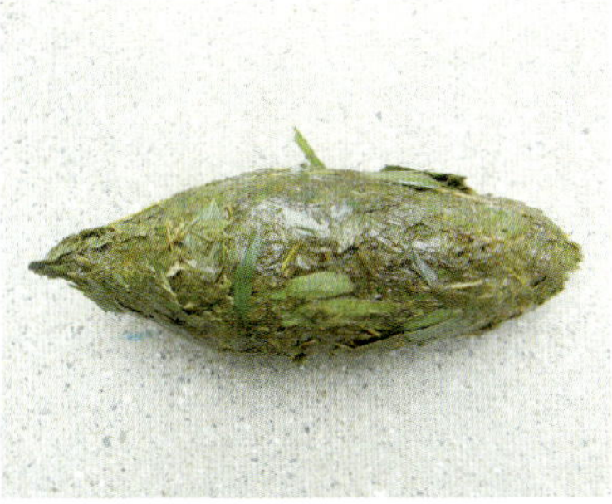

写真提供：神戸市立王子動物園

①

緑《みどり》がかったうんち。葉《は》のせんいが残《のこ》っている。あまりくさくない。

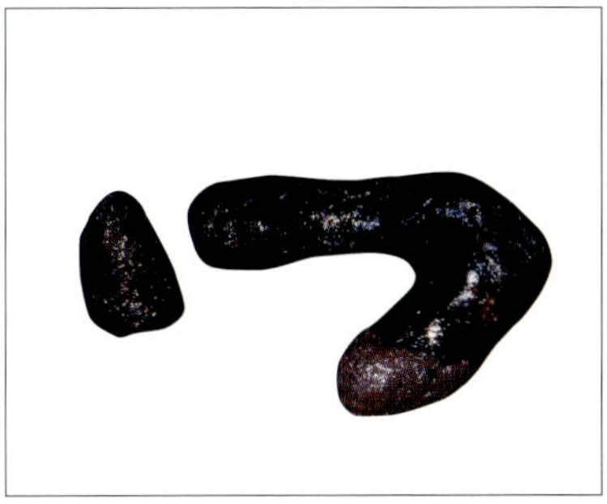

写真提供：上野動物園園長・小宮輝之先生

②

ねっとりとした黒《くろ》っぽいうんち。においはキョーレツにくさい。

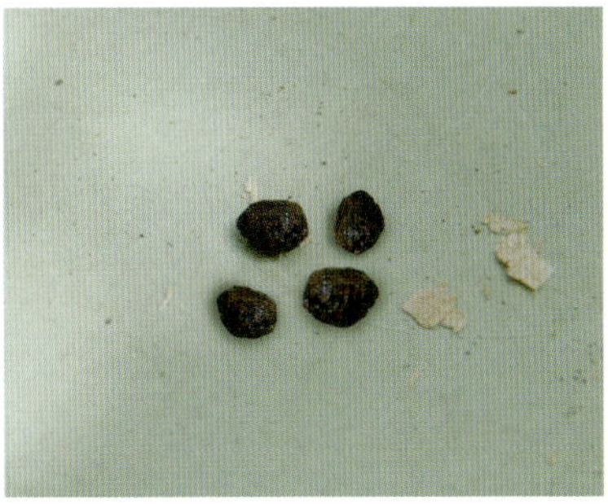

③

コロコロとした丸《まる》くて小《ちい》さいうんち。においはあまり強《つよ》くない。

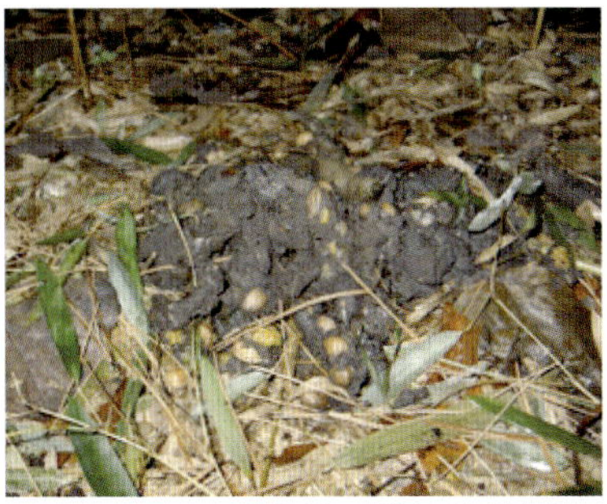

写真提供：国営昭和記念公園

④

真《ま》っ黒《くろ》で、たくさんのうんちがまとめてしてある。とてもくさい。

答《こた》え　①：パンダ　②：ライオン　③：ウサギ　④：タヌキ

3 うんちが教《おし》えてくれること

うんちは何《なに》からできている？

「うんち」はいったい何《なに》からできているのでしょうか？　固形物《こけいぶつ》だから食《た》べカス？　そう考《かんが》える人《ひと》が大部分《だいぶぶん》でしょう。しかし、実際《じっさい》はそうではありません。９ページでも述《の》べましたが、なんとその約《やく》80%は水《みず》なのです。便《べん》秘《ぴ》だと水《みず》が70%前後《ぜんご》に減《へ》り、下痢《げり》だと90%以上《いじょう》となることもありますが、いきまなくてもストーンストーンと気持《きも》ちよく出《で》るうんちは、水《みず》が80%のうんちです。なぁんだ。うんちって固《かた》まりだと思《おも》っていたけれど、実際《じっさい》はなんの事《こと》はない、大部分《だいぶぶん》が水《みず》だったのですね。

　では、水以外《みずいがい》の残《のこ》り20%は何《なに》かというと、食《た》べカスはその３分《ぶん》の１だけで、後《あと》の３分《ぶん》の１がはがれた腸《ちょう》の粘膜《ねんまく》、最後《さいご》の３分《ぶん》の１が生《い》きた腸内細菌《ちょうないさいきん》です。腸内細菌《ちょうないさいきん》とは、人間《にんげん》や動物《どうぶつ》の腸《ちょう》の中《なか》にすんでいる微生物《びせいぶつ》のことで、人《にん》間《げん》にとって良《よ》い働《はたら》きをするもの（善玉菌《ぜんだまきん》と呼《よ》ばれる）、有害物質《ゆうがいぶっしつ》を多《おお》く作《つく》り出《だ》すもの（悪玉菌《あくだまきん》と呼《よ》ばれる）、善玉菌《ぜんだまきん》と悪玉菌《あくだまきん》のうちの勢力《せいりょく》の強《つよ》い方《ほう》になびくもの（日和見菌《ひよりみきん》と呼《よ》ばれる）がいます（p.34参照《さんしょう》）。おなかの中《なか》に生物《せいぶつ》がいるなんて、ちょっとびっくりですね。でも、腸内細菌《ちょうないさいきん》は、うんち１グラムになんと１兆個《ちょうこ》も含《ふく》まれるきわめて大切《たいせつ》な成分《せいぶん》で、人間《にんげん》の健康《けんこう》に様々《さまざま》な影響《えいきょう》を与《あた》えています。実《じつ》は、食《た》べカスも腸内細菌《ちょうないさいきん》によって利用《りよう》されているのです。どのような食《た》べカスを大腸《だいちょう》に送《おく》るかによって、腸内《ちょうない》が善玉菌優《ぜんだまきんゆう》位《い》の健康的《けんこうてき》な環境《かんきょう》になるのか、悪玉菌優位《あくだまきんゆうい》の不健康《ふけんこう》な環境《かんきょう》になるのかが変《か》わってきます。

　理想的《りそうてき》な腸内環境《ちょうないかんきょう》は、善玉菌《ぜんだまきん》と悪玉菌《あくだまきん》と日和見菌《ひよりみきん》の割合《わりあい》が２：１：７で、このとき、うんちは弱酸性《じゃくさんせい》となります。腸内細菌《ちょうないさいきん》のバランスがよく善玉菌《ぜんだまきん》優位《ゆうい》なら、大腸内《だいちょうない》では「発酵《はっこう》」が盛《さか》んになり、うんちは酸性《さんせい》に、逆《ぎゃく》に悪玉《あくだま》菌優位《きんゆうい》なら「腐敗《ふはい》」が盛《さか》んになってアルカリ性《せい》になります（p.28参照《さんしょう》）。腐《ふ》敗《はい》しているのですから、うんちはくさくなります。

次《つぎ》にうんちの色《いろ》ですが、通常《つうじょう》は黄色《きいろ》～黄色《きいろ》がかった褐色《かっしょく》が理想的《りそうてき》です。もちろん、摂取《せっしゅ》した食《た》べ物《もの》の種類《しゅるい》や体調《たいちょう》により色《いろ》の濃淡《のうたん》には変化《へんか》がありますが、一般《いっぱん》に肉類《にくるい》など動物性《どうぶつせい》たんぱく質《しつ》のものを多《おお》く食《た》べると黒《くろ》っぽくなり（この濃《こ》い褐色《かっしょく》は脂肪《しぼう》を分解《ぶんかい》・吸収《きゅうしゅう》するのに使《つか》われる胆汁《たんじゅう》*によるものです）、反対《はんたい》に穀物《こくもつ》、豆類《まめるい》、野菜類《やさいるい》を多《おお》く食《た》べると黄色《きいろ》っぽくなります。また、食物繊維《しょくもつせんい》、炭水化物《たんすいかぶつ》を多《おお》く摂取《せっしゅ》すると便《べん》は太《ふと》く大《おお》きくなり、栄養価《えいようか》の低《ひく》いジャンクフードや菓子類《かしるい》を食《た》べ続《つづ》けていると、便量《べんりょう》が少《すく》なく、形状《けいじょう》も細《ほそ》くなる傾向《けいこう》があります。

＊胆汁＝肝臓で作られる液体。脂肪の消化・吸収を助ける。

うんちの成分《せいぶん》

バナナうんち
ピカ
ピカ

80% **水《みず》**
＝多《おお》すぎると下痢《げり》になり、少《すく》なすぎると便秘《べんぴ》になる。

20%

食《た》べ物《もの》のカス
＝消化《しょうか》・吸収《きゅうしゅう》されなかったもの。

はがれた腸粘膜《ちょうねんまく》
＝消化管《しょうかかん》の内側《うちがわ》を覆《おお》っている粘膜《ねんまく》。

腸内細菌《ちょうないさいきん》
＝うんち１グラム当《あ》たり、１兆個《ちょうこ》ほども含《ふく》まれる。どんな細菌《さいきん》が含《ふく》まれているのかは、人《ひと》によって異《こと》なる。

べんの博士の
うん！となっとく
ポイント
うんちの硬《かた》さや色《いろ》などが違《ちが》うのは、含《ふく》まれている成分《せいぶん》の割合《わりあい》が違《ちが》うからですね。

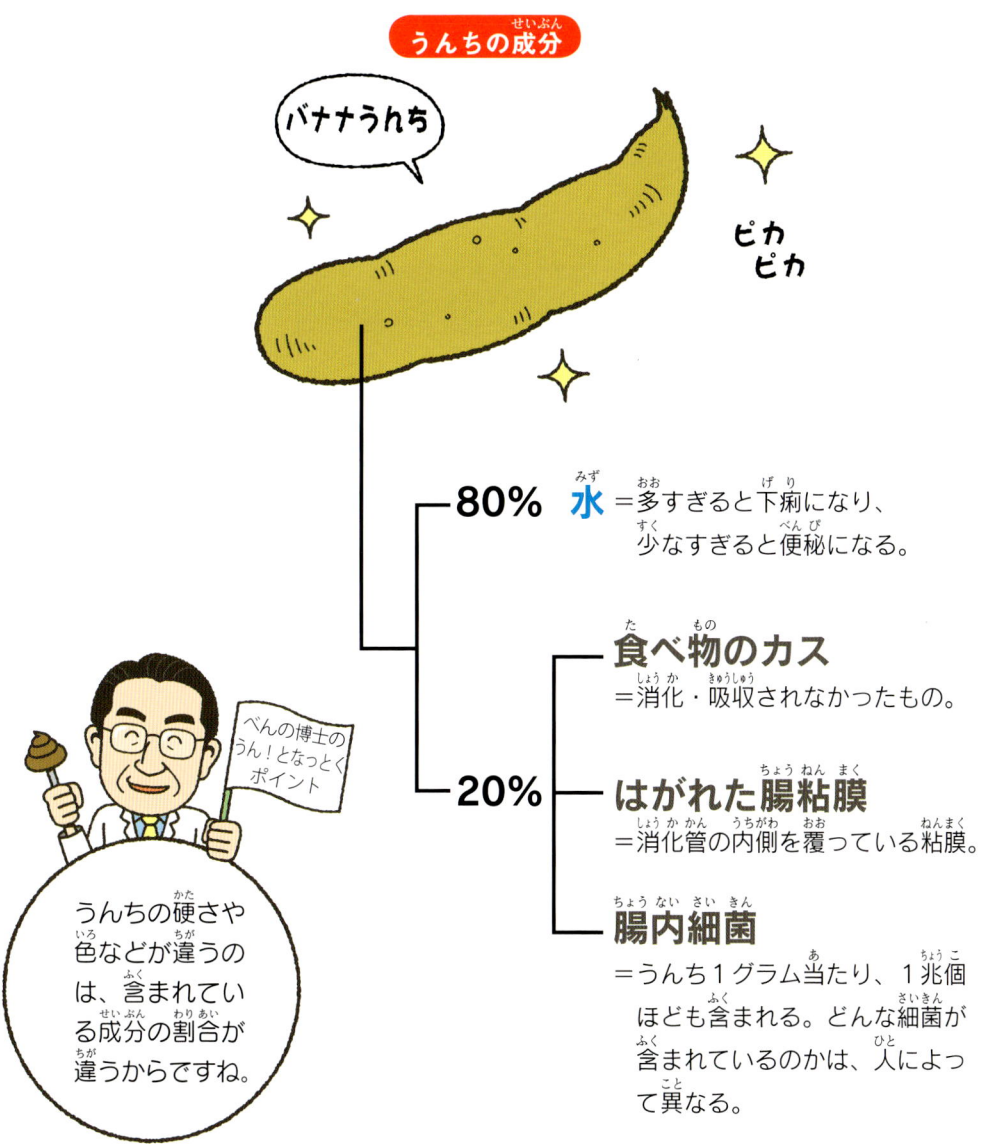

うんちの違《ちが》いからわかること

大腸《だいちょう》は病気《びょうき》の発生源《はっせいげん》

どんな腸内細菌《ちょうないさいきん》が腸内《ちょうない》にいるかは、人《ひと》によってとても個人差《こじんさ》が大《おお》きいのですが、このことは、腸内細菌《ちょうないさいきん》がすんでいる大腸《だいちょう》が臓器《ぞうき》の中《なか》でも最《もっと》も多《おお》くの種類《しゅるい》の病気《びょうき》を発症《はっしょう》させる場《ば》であるということを意味《いみ》しています。それは、細菌《さいきん》が直接腸《ちょくせつちょう》の壁《かべ》に働《はたら》き、消化管《しょうかかん》(p.18参照《さんしょう》)の構造《こうぞう》・機能《きのう》に影響《えいきょう》して、宿主《しゅくしゅ》(細菌《さいきん》を持《も》っている人《ひと》)の栄養吸収《えいようきゅうしゅう》や薬《くすり》の効《き》き方《かた》、生理機能《せいりきのう》、老化《ろうか》、がんのできやすさ、免疫力《めんえきりょく》、感染《かんせん》などにきわめて大《おお》きな影響《えいきょう》を及《およ》ぼしているからです。

大腸《だいちょう》で「腐敗《ふはい》」が盛《さか》んになっているときに生産《せいさん》される有害物質《ゆうがいぶっしつ》(アンモニア、硫化水素《りゅうかすいそ》、アミン、フェノール、インドールなど)、細菌毒素《さいきんどくそ》、発《はつ》がん物質《ぶっしつ》、二次胆汁酸《にじたんじゅうさん》などは、腸《ちょう》に直接障害《ちょくせつしょうがい》を与《あた》え、がんや様々《さまざま》な大腸《だいちょう》の病気《びょうき》を発症《はっしょう》させるとともに、一部《いちぶ》は体内《たいない》に吸収《きゅうしゅう》されて、長《なが》い間《あいだ》のうちにはいろいろな内臓《ないぞう》に障害《しょうがい》を与《あた》え、がん、老化《ろうか》、肝臓障害《かんぞうしょうがい》、自己免疫病《じこめんえきびょう》、免疫能《めんえきのう》の低下《ていか》、また、最近《さいきん》では肥満《ひまん》や糖尿病《とうにょうびょう》の促進《そくしん》などの原因《げんいん》になることがわかってきました。

腸内細菌《ちょうないさいきん》は宿主《しゅくしゅ》の健康《けんこう》に影響《えいきょう》を与《あた》える

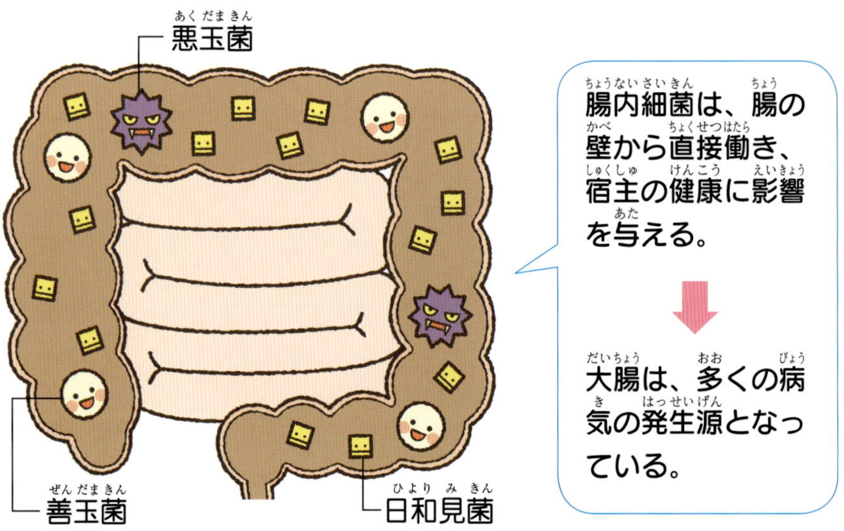
悪玉菌《あくだまきん》
善玉菌《ぜんだまきん》
日和見菌《ひよりみきん》
腸内細菌《ちょうないさいきん》は、腸《ちょう》の壁《かべ》から直接働《ちょくせつはたら》き、宿主《しゅくしゅ》の健康《けんこう》に影響《えいきょう》を与《あた》える。
大腸《だいちょう》は、多《おお》くの病気《びょうき》の発生源《はっせいげん》となっている。

腸内細菌《ちょうないさいきん》が大腸《だいちょう》の中《なか》でどんな働《はたら》きをしたかは、その結果《けっか》であるうんちを観察《かんさつ》すれば、ある程度知《ていどし》ることができます。毎日《まいにち》、うんちをした後《あと》、「見《み》るのもいや！」とばかりにすぐに流《なが》してしまっていませんか？　うんちは、目《め》をそむけるべきものでも恥《は》ずかしいものでもなく、大切《たいせつ》な健康《けんこう》のバロメーターです。毎日《まいにち》、自分《じぶん》のうんちを観察《かんさつ》することを習慣《しゅうかん》にしましょう。

それぞれのうんちの状態《じょうたい》から考《かんが》えられること

バナナうんち

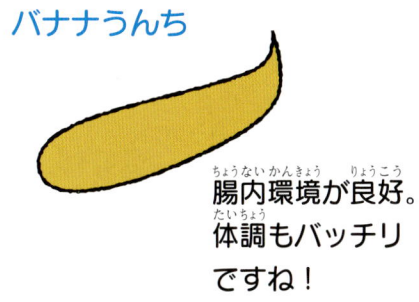

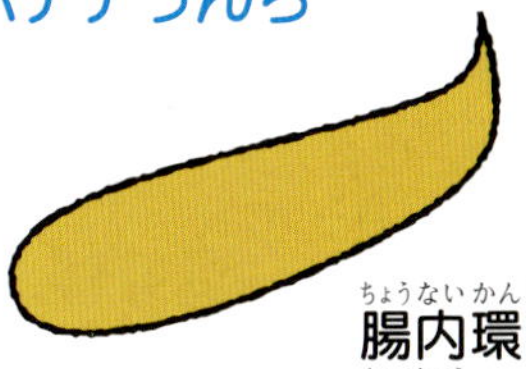

腸内環境《ちょうないかんきょう》が良好《りょうこう》。体調《たいちょう》もバッチリですね！

コロコロうんち

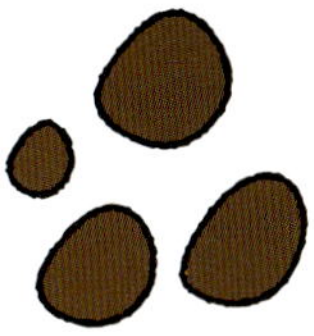

うんちの水分《すいぶん》が不足《ふそく》しています。毎日《まいにち》うんちが出《で》ていないのではありませんか？

ヒョロヒョロうんち

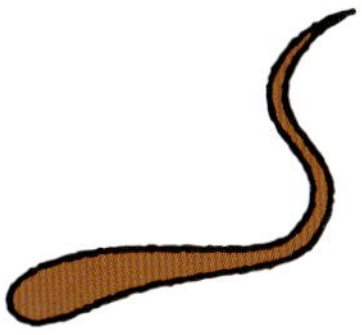

うんちを出《だ》す力《ちから》が弱《よわ》まっているようです。運動不足《うんどうぶそく》ではありませんか？

ビシャビシャうんち

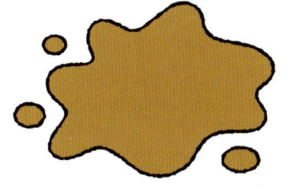

水分《すいぶん》がうまく吸収《きゅうしゅう》できていないようです。体調《たいちょう》が悪《わる》いのではありませんか？

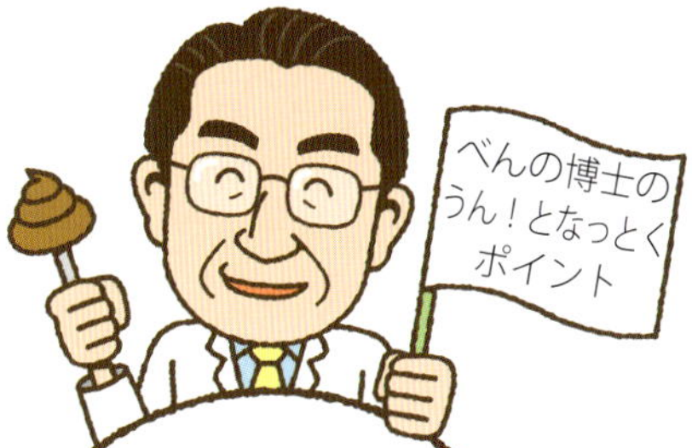

うんちの硬《かた》さや色《いろ》などから、そのときの健康《けんこう》状態《じょうたい》や食事《しょくじ》などの習慣《しゅうかん》がわかるんだ。うんちは健康《けんこう》のバロメーターだね。

4　うんちができるまで

食《た》べ物《もの》の旅《たび》（1）——口《くち》→食道《しょくどう》

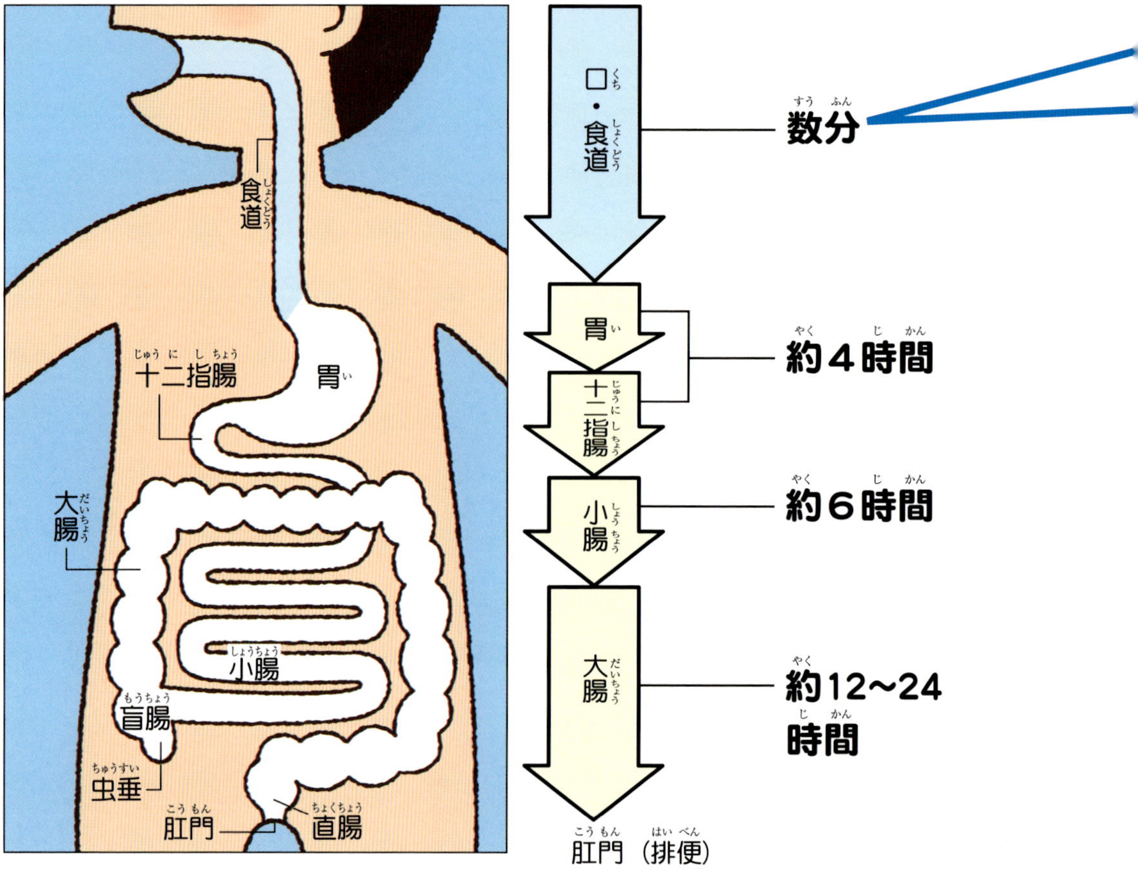

人《ひと》は、生《い》きていくためには、植物《しょくぶつ》や動物《どうぶつ》を食《た》べ、それらを分解《ぶんかい》・消化《しょうか》し、体《からだ》に栄養分《えいようぶん》を吸収《きゅうしゅう》して、エネルギーや体《からだ》を作《つく》るもととしなければなりません。消化《しょうか》・吸収《きゅうしゅう》・排《はい》せつの一連《いちれん》の作業《さぎょう》が行《おこな》われる口《くち》から肛門《こうもん》までの器官《きかん》をまとめて「消化管《しょうかかん》」と言《い》い、約《やく》８～９メートルあります。口《くち》から入《はい》った食《た》べ物《もの》が、うんちとして排《はい》せつされるまでの時間《じかん》は約《やく》24～48時間《じかん》。この間《あいだ》に大腸《だいちょう》がうまく働《はたら》いて良《よ》い仕事《しごと》をすれば「発酵《はっこう》」が起《お》こるのですが、働《はたら》きが悪《わる》いと「腐敗《ふはい》」が起《お》こることになります。発酵《はっこう》か腐敗《ふはい》かを決定《けってい》するのは、腸《ちょう》内細菌《ないさいきん》の善玉菌《ぜんだまきん》と悪玉菌《あくだまきん》のバランスであることを肝《きも》に銘《めい》じておきましょう。

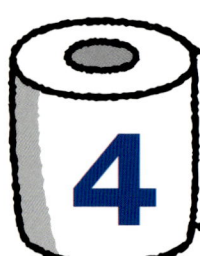

口《くち》の働《はたら》き

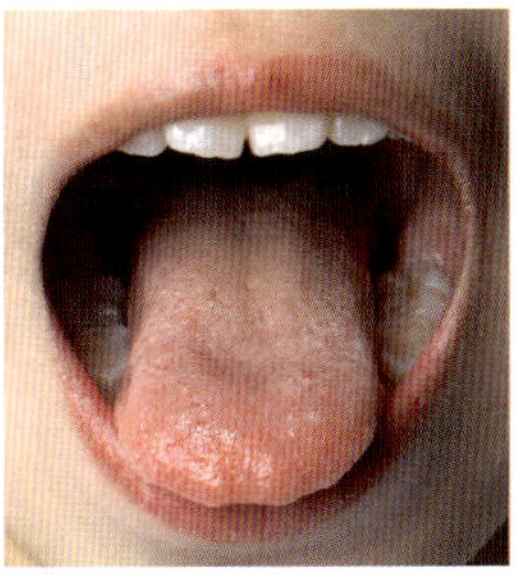

口《くち》は、消化管《しょうかかん》の最初《さいしょ》の器官《きかん》です。食《た》べ物《もの》を取《と》り入《い》れる際《さい》には、かむ動《うご》きを中心《ちゅうしん》にした「口《くち》の機能《きのう》」が使《つか》われます。この動《うご》きは咀嚼《そしゃく》と呼《よ》ばれますが、咀嚼《そしゃく》して細《こま》かくし、だ液《えき》と混《ま》ぜることで、飲《の》み込《こ》みやすくしたり、だ液中《えきちゅう》のアミラーゼ（消化酵素《しょうかこうそ》）ででんぷんを分解《ぶんかい》したり、口《くち》の粘膜《ねんまく》を保護《ほご》したりしています。これにより、様々《さまざま》な食《た》べ物《もの》を摂取《せっしゅ》することが可能《かのう》となり、生活環境《せいかつかんきょう》の変化《へんか》による食《た》べ物《もの》の違《ちが》いにも対応《たいおう》して生《い》きることができるのです。また、口《くち》で味《あじ》を楽《たの》しむことは、生活《せいかつ》を豊《ゆた》かにもしてくれます。

しかし、最近《さいきん》、「かむ」動《うご》きを中心《ちゅうしん》とした摂食機能《せっしょくきのう》にかかわる問題《もんだい》が多《おお》く聞《き》かれます。それは、かめない、硬《かた》い食《た》べ物《もの》をかむとあごが痛《いた》む、口《くち》が開《ひら》きにくい、水《みず》や牛乳《ぎゅうにゅう》がないとなかなか飲《の》み込《こ》めないなどで、軟《やわ》らかいものや好《す》きなものばかりを食《た》べることが習慣化《しゅうかんか》され、口《くち》の機能《きのう》が低下《ていか》しているためと考《かんが》えられます。スムーズな消化《しょうか》のためにも、また食《た》べ物《もの》の味《あじ》を楽《たの》しむためにも、栄養《えいよう》バランスのよい食事《しょくじ》を心《こころ》がけ、口《くち》や歯《は》の健康《けんこう》を守《まも》ることが大切《たいせつ》です。

食道《しょくどう》の働《はたら》き

食道《しょくどう》は咽頭《いんとう》から胃《い》の噴門《ふんもん》（入《い》り口《ぐち》のこと）までの管《くだ》で、その内側《うちがわ》は丈夫《じょうぶ》な上皮《じょうひ》で覆《おお》われています。食道《しょくどう》には消化《しょうか》・吸収作用《きゅうしゅうさよう》はなく、働《はたら》きは、食《た》べ物《もの》を口《くち》から胃《い》までスムーズに送《おく》ることです。つまり、食《た》べ物《もの》が咽頭《いんとう》を通《とお》るときに、反射的《はんしゃてき》に飲《の》み込《こ》み運動《うんどう》を始《はじ》め、食《た》べ物《もの》が気管《きかん》（空気《くうき》を肺《はい》に送《おく》る管《くだ》）に入《はい》らないように自動的《じどうてき》に入《い》り口《ぐち》のフタを閉《し》めたり、食《た》べ物《もの》が鼻《はな》に逆流《ぎゃくりゅう》しないようにしたりします。

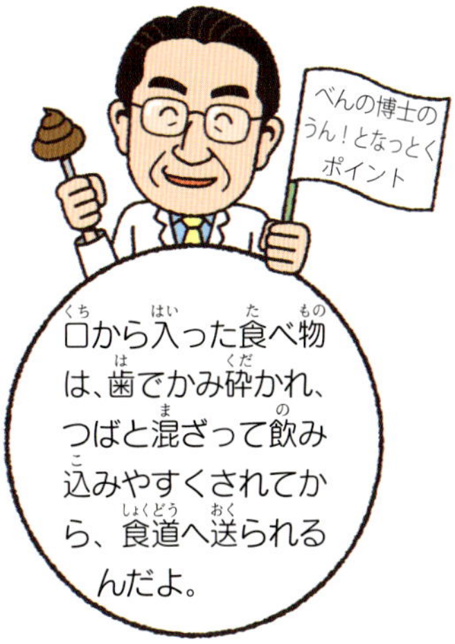
べんの博士のうん！となっとくポイント
口《くち》から入《はい》った食《た》べ物《もの》は、歯《は》でかみ砕《くだ》かれ、つばと混《ま》ざって飲《の》み込《こ》みやすくされてから、食道《しょくどう》へ送《おく》られるんだよ。

食《た》べ物《もの》の旅《たび》（2）——胃《い》→十二指腸《じゅうにしちょう》→小腸《しょうちょう》

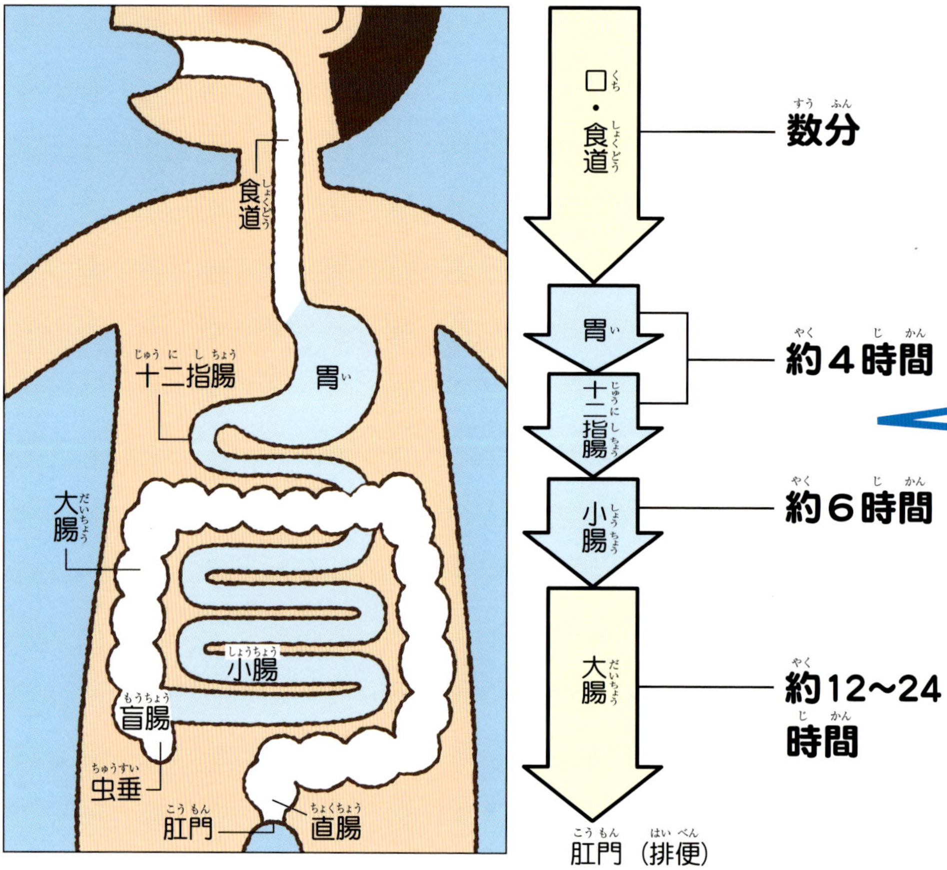
食道《しょくどう》
十二指腸《じゅうにしちょう》
胃《い》
大腸《だいちょう》
小腸《しょうちょう》
盲腸《もうちょう》
虫垂《ちゅうすい》
肛門《こうもん》
直腸《ちょくちょう》
口《くち》・食道《しょくどう》
数分《すうふん》
胃《い》
十二指腸《じゅうにしちょう》
約《やく》4時間《じかん》
小腸《しょうちょう》
約《やく》6時間《じかん》
大腸《だいちょう》
約《やく》12〜24時間《じかん》
肛門《こうもん》（排便《はいべん》）

食道《しょくどう》を通《とお》り過《す》ぎた食《た》べ物《もの》はいったん胃《い》にたくわえられた後《あと》、小腸《しょうちょう》へと送《おく》られます。消化管《しょうかかん》のうち最《もっと》も長《なが》いのはこの小腸《しょうちょう》で、6〜7メートルもあります。小腸《しょうちょう》の内側《うちがわ》は輪《わ》っか状《じょう》のひだになっていて、その表面《ひょうめん》には数百万《すうひゃくまん》ものじゅう毛《もう》と呼《よ》ばれる突起《とっき》があり、すべてを広《ひろ》げるとテニスコート1面分《めんぶん》にもなります。小腸《しょうちょう》は病気《びょうき》に対《たい》する免疫《めんえき》を活発《かっぱつ》にする機能《きのう》も持《も》っているため、病気《びょうき》にかかりにくい臓器《ぞうき》でもあります。「小腸炎《しょうちょうえん》」「小腸《しょうちょう》がん」などは、あまり聞《き》いたことがありませんね。

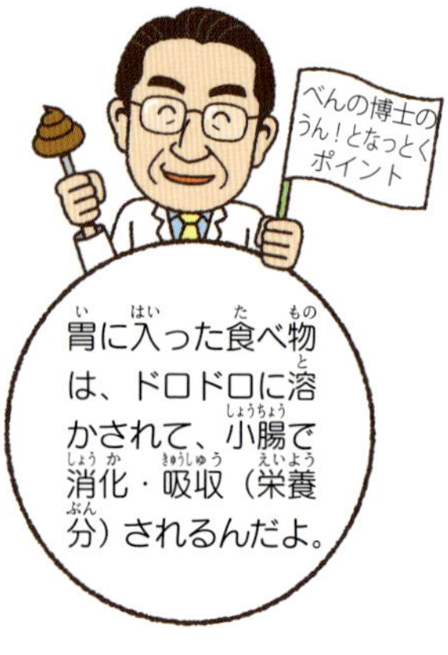
べんの博士の
うん！となっとく
ポイント
胃《い》に入《はい》った食《た》べ物《もの》
は、ドロドロに溶《と》
かされて、小腸《しょうちょう》で
消化《しょうか》・吸収《きゅうしゅう》（栄養《えいよう》
分《ぶん》）されるんだよ。

胃《い》の働《はたら》き

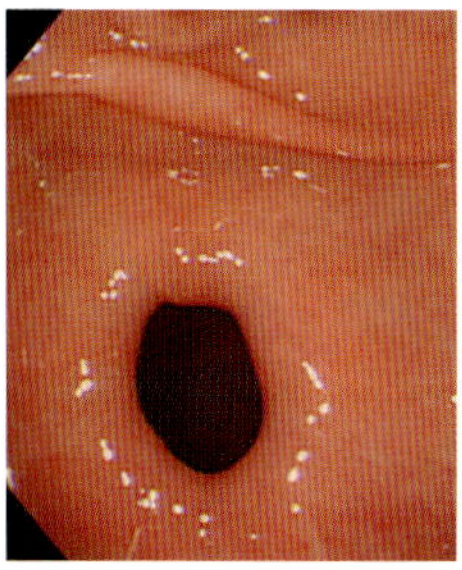

胃《い》の内部（十二指腸側の出口）

写真提供：筑波大学大学院
准教授・近藤匡先生

胃《い》は消化管《しょうかかん》の一部《いちぶ》であり、入《い》り口《ぐち》と出口《でぐち》が狭《せま》く、途中《とちゅう》がふくらんで袋状《ふくろじょう》の構造《こうぞう》になっています。胃《い》の働《はたら》きは、（１）飲《の》み込《こ》んだ食《た》べ物《もの》を胃液《いえき》と混《ま》ぜてため込《こ》んだ後《あと》、おかゆ状《じょう》に溶《と》かして小腸《しょうちょう》へ送《おく》ります。（２）胃液《いえき》には塩酸《えんさん》とペプシンの２種類《しゅるい》があり、塩酸《えんさん》には殺菌作用《さっきんさよう》があります。（３）ペプシンはたんぱく質《しつ》を分解《ぶんかい》します。そして、（４）アルコールを吸収《きゅうしゅう》する働《はたら》きもあります。

十二指腸《じゅうにしちょう》の働《はたら》き

胃《い》から続《つづ》く小腸《しょうちょう》のうち、入《い》り口《ぐち》から約《やく》25センチメートル程度《ていど》のところまでがＣ字形《じがた》をした十二指腸《じゅうにしちょう》です。十二指腸《じゅうにしちょう》の中間《ちゅうかん》あたりにある突起《とっき》から胆汁《たんじゅう》やすい液《えき》といった消化液《しょうかえき》が分泌《ぶんぴつ》され、たんぱく質《しつ》や炭水化物《たんすいかぶつ》、脂肪《しぼう》が分解《ぶんかい》されます。また、胆汁《たんじゅう》はうんちの色《いろ》のもとになります。

小腸《しょうちょう》の働《はたら》き

小腸《しょうちょう》は、十二指腸《じゅうにしちょう》を含《ふく》み、そのほか、空腸《くうちょう》、回腸《かいちょう》の３つの部分《ぶぶん》からできています。十二指腸《じゅうにしちょう》から続《つづ》く５分《ぶん》の２ほどの空腸《くうちょう》では、腸液《ちょうえき》が分泌《ぶんぴつ》されて、消化《しょうか》を行《おこな》っています。続《つづ》く小腸《しょうちょう》の後半部分《こうはんぶぶん》の回腸《かいちょう》では、おもに消化《しょうか》された栄養分《えいようぶん》の吸収《きゅうしゅう》を行《おこな》っており、回盲弁《かいもうべん》（開閉《かいへい》する栓《せん》）によって大腸《だいちょう》に続《つづ》いています。

小腸《しょうちょう》の内側《うちがわ》には、輪状《りんじょう》のひだがあり、その表面《ひょうめん》を無数《むすう》のじゅう毛《もう》で覆《おお》うことで表面積《ひょうめんせき》を広《ひろ》げ、栄養《えいよう》を効率《こうりつ》よく吸収《きゅうしゅう》するしくみとなっています。

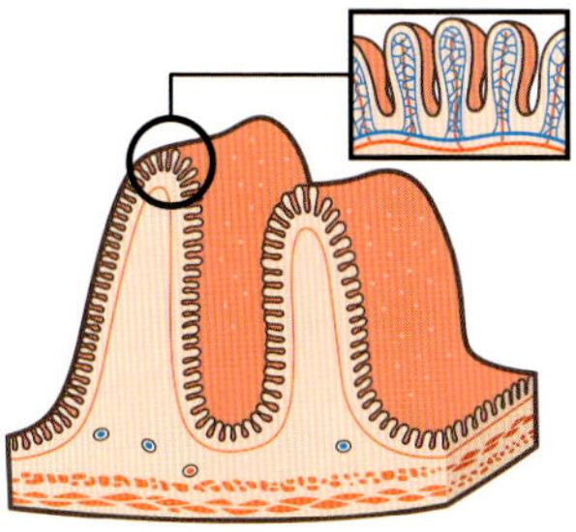

じゅう毛

食《た》べ物《もの》の旅《たび》（3）――大腸《だいちょう》→直腸《ちょくちょう》→肛門《こうもん》

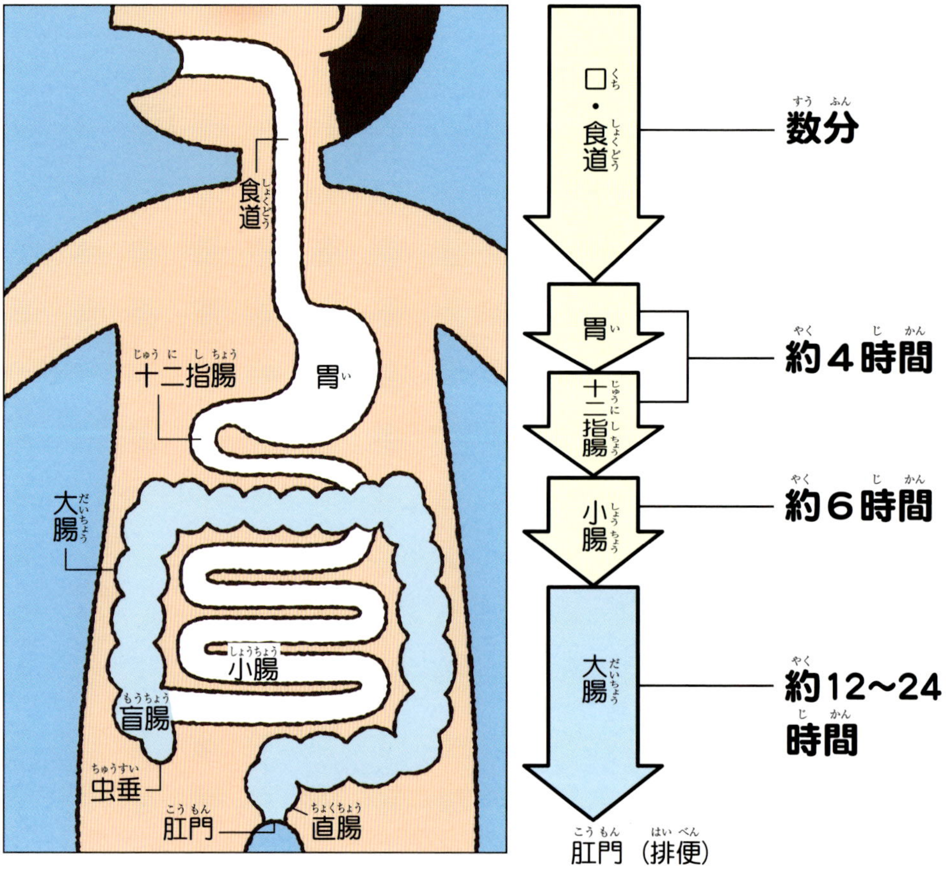

食《た》べ物《もの》が口《くち》に入《はい》って小腸《しょうちょう》を通《とお》り抜《ぬ》けるまでの間《あいだ》に、消化管《しょうかかん》から分泌《ぶんぴつ》される液《えき》の量《りょう》は意外《いがい》に多《おお》いものです。口《くち》から取《と》り込《こ》まれる水《みず》の量《りょう》は、1日当《にちあ》たり約《やく》1.5リットルほどですが、胃液《いえき》が3リットル、胆汁《たんじゅう》とすい液《えき》が合《あ》わせて1.5リットル、そして腸液《ちょうえき》が2.4リットルほど分泌《ぶんぴつ》されます。こうして大腸《だいちょう》にたどり着《つ》くころには、食《た》べ物《もの》は栄養分《えいようぶん》が吸収《きゅうしゅう》されたドロドロのおかゆ状《じょう》になっていますが、大腸《だいちょう》で水分《すいぶん》が20%ほど吸収《きゅうしゅう》されることでしっかりした固《かた》まりを形成《けいせい》していくのです。大腸《だいちょう》で水分《すいぶん》が吸収《きゅうしゅう》されないと、下痢《げり》になってしまいます。

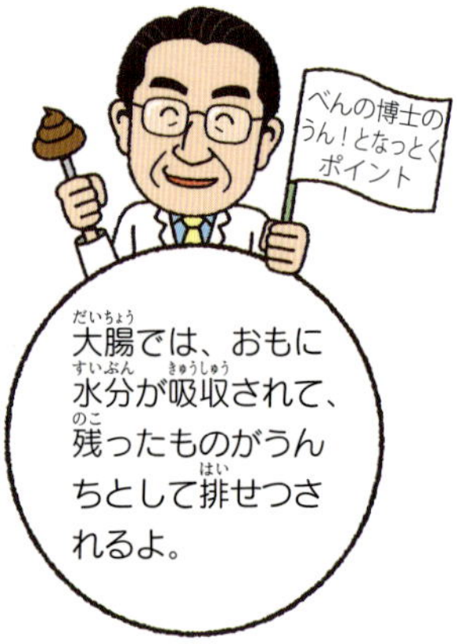

べんの博士の
うん！となっとく
ポイント
大腸《だいちょう》では、おもに
水分《すいぶん》が吸収《きゅうしゅう》されて、
残《のこ》ったものがうん
ちとして排《はい》せつさ
れるよ。

大腸《だいちょう》の働《はたら》き

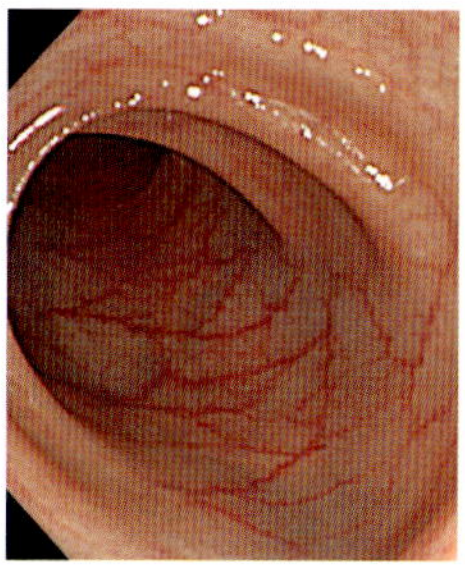

大腸の内部

写真提供：日本大学短期大学部
教授・小橋恵津先生

　大腸《だいちょう》は、盲腸《もうちょう》から直腸《ちょくちょう》までを含《ふく》む長《なが》さ1.5メートルほどの部分《ぶぶん》です。ここでは、腸液《ちょうえき》の分泌《ぶんぴつ》も栄養《えいよう》の吸収《きゅうしゅう》も小腸《しょうちょう》ほど活発《かっぱつ》には行《おこな》われません。機能《きのう》としては、腸内細菌《ちょうないさいきん》による食物繊維《しょくもつせんい》などの消化《しょうか》及《およ》び一部《いちぶ》の栄養素《えいようそ》の吸収《きゅうしゅう》と、主《しゅ》として水分《すいぶん》の吸収《きゅうしゅう》が行《おこな》われるところです。また、吸収《きゅうしゅう》されずに残《のこ》ったものが便《べん》を形成《けいせい》し、排《はい》せつされるまでの間《あいだ》、ためておく部位《ぶい》でもあります。

　大腸《だいちょう》の中《なか》には、細菌《さいきん》がたくさんすみついています。これら腸内細菌《ちょうないさいきん》には、ここまで消化《しょうか》されずに残《のこ》った炭水化物《たんすいかぶつ》やたんぱく質《しつ》などを分解《ぶんかい》する働《はたら》きがあります。うんちは、特有《とくゆう》の色《いろ》やにおいを持《も》っていますが、これは腸内《ちょうない》細菌《さいきん》の分解作用《ぶんかいさよう》によって生《しょう》じた物質《ぶっしつ》が原因《げんいん》となっています。細菌《さいきん》がアミノ酸《さん》を分解《ぶんかい》して生《しょう》じたインドールやスカトールは、うんちの悪臭《あくしゅう》のもとになります。

直腸《ちょくちょう》の働《はたら》き

　消化管《しょうかかん》は、ほとんどの動物《どうぶつ》では入《い》り口《ぐち》から出口《でぐち》への一方通行《いっぽうつうこう》であり、口《くち》から取《と》り入《い》れられた食《た》べ物《もの》は途中《とちゅう》で消化《しょうか》・吸収《きゅうしゅう》されながら肛門《こうもん》にたどり着《つ》き、排出《はいしゅつ》されます。その、排出《はいしゅつ》される寸前《すんぜん》の部分《ぶぶん》が直腸《ちょくちょう》です。体外《たいがい》へ押《お》し出《だ》すための筋肉《きんにく》が発達《はったつ》しています。

肛門《こうもん》の働《はたら》き

　肛門《こうもん》は消化管《しょうかかん》を通《とお》って消化《しょうか》・吸収《きゅうしゅう》された食《た》べ物《もの》の残《のこ》り（うんち）を排出《はいしゅつ》するのが本来《ほんらい》の機能《きのう》です。内側表面《うちがわひょうめん》は粘膜《ねんまく》で覆《おお》われ、外側《そとがわ》の内肛門括約筋《ないこうもんかつやくきん》と外肛門括約筋《がいこうもんかつやくきん》から成《な》り立《た》っています。内肛門括約筋《ないこうもんかつやくきん》は自《みずか》らの意思《いし》では動《うご》かすことができず、常《つね》に締《し》まった状態《じょうたい》になっています。一方《いっぽう》、外肛門括約筋《がいこうもんかつやくきん》は自《みずか》らの意思《いし》で動《うご》かすことができ、排《はい》せつなどの場合《ばあい》にうんちを押《お》し出《だ》す働《はたら》きをします。

朝《あさ》ごはんを食《た》べて、朝《あさ》うんちを出《だ》そう

「朝《あさ》ごはんを食《た》べる」「トイレに行《い》く」ということは、人《ひと》が生《い》きていくうえで、実《じつ》はとても大切《たいせつ》なことです。うんちを出《だ》す最《もっと》も大《おお》きなチャンスは、朝《あさ》にやってきます。わたしたちの体《からだ》は、朝食後《ちょうしょくご》などに結腸《けっちょう》（大腸《だいちょう》の一部《いちぶ》）が動《うご》き出《だ》すようにできていて（胃結腸反射《いけっちょうはんしゃ》という）、うんちは直腸《ちょくちょう》に送《おく》られ、便意《べんい》を感《かん》じます。ですから、朝食《ちょうしょく》を抜《ぬ》くのは、とんでもないことなのです。

また、急《いそ》いでいて、うんちをせずに出《で》かけたりすれば、通学途中《つうがくとちゅう》に便意《べんい》をもよおし、結局我慢《けっきょくがまん》してしまうことになります。「うんちをしたいけど我《が》慢《まん》……」は便秘《べんぴ》のもとです。いつも我慢《がまん》ばかりしていると、だんだんと便《べん》意《い》を感《かん》じにくくなっていき、便秘《べんぴ》しやすくなってしまうのです。うんちをしたいと思《おも》うのは、人間《にんげん》のきわめて自然《しぜん》な欲求《よっきゅう》です。朝食《ちょうしょく》をしっかり食《た》べてうんちを出《だ》すことを習慣《しゅうかん》にしましょう。

排便《はいべん》の習慣《しゅうかん》

（注）全体は小学校１、２年生の値を含んでいます。

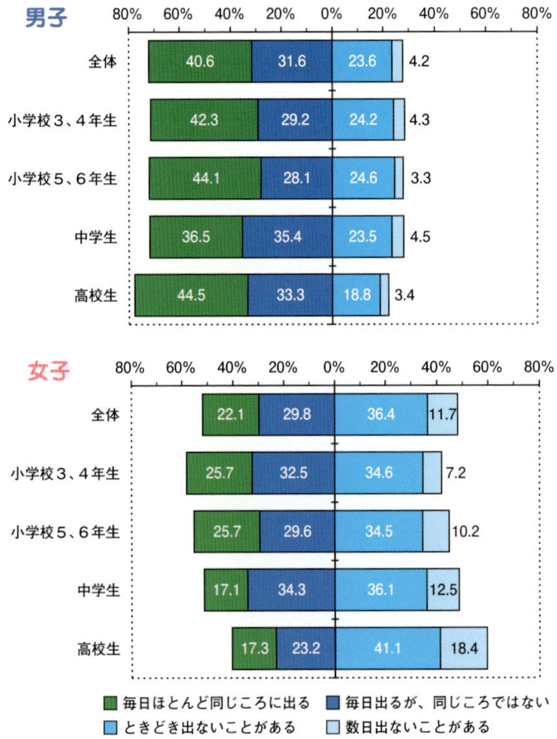

男子
80% 60% 40% 20% 0% 20% 40% 60% 80%
全体 40.6 31.6 23.6 4.2
小学校３、４年生 42.3 29.2 24.2 4.3
小学校５、６年生 44.1 28.1 24.6 3.3
中学生 36.5 35.4 23.5 4.5
高校生 44.5 33.3 18.8 3.4
女子
80% 60% 40% 20% 0% 20% 40% 60% 80%
全体 22.1 29.8 36.4 11.7
小学校３、４年生 25.7 32.5 34.6 7.2
小学校５、６年生 25.7 29.6 34.5 10.2
中学生 17.1 34.3 36.1 12.5
高校生 17.3 23.2 41.1 18.4
毎日ほとんど同じころに出る
毎日出るが、同じころではない
ときどき出ないことがある
数日出ないことがある

出典：（財）日本学校保健会「平成18年度　児童生徒の健康状態サーベイランス事業報告書」（2008）より

朝《あさ》うんちのしくみ

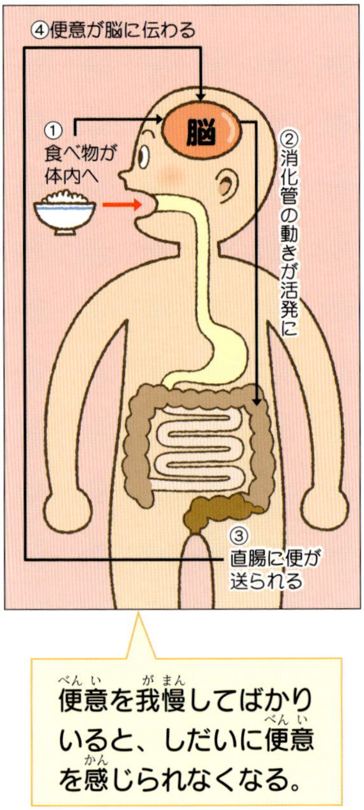

④便意が脳に伝わる
脳
①食べ物が体内へ
②消化管の動きが活発に
③直腸に便が送られる
便意《べんい》を我慢《がまん》してばかりいると、しだいに便意《べんい》を感《かん》じられなくなる。

第 2 章

めざせ
バナナうんち！
良いうんちのための
３つの
「うんち力」

1 良《よ》いうんちのための3つの力《ちから》：①うんちを作《つく》る力《ちから》

理想的《りそうてき》なうんちとは

「理想的《りそうてき》なうんち」とは、どのようなものでしょうか。

　約《やく》40年間《ねんかん》、うんちと向《む》き合《あ》ってきたわたしがたどり着《つ》いた理想《りそう》のタイプは、うんちの善玉菌《ぜんだまきん》が優勢《ゆうせい》で、腸内《ちょうない》で発酵《はっこう》が起《お》こっているときに出《で》るうんち。具体的《ぐたいてき》な容姿《ようし》（？）は、以下《いか》のようなものです。

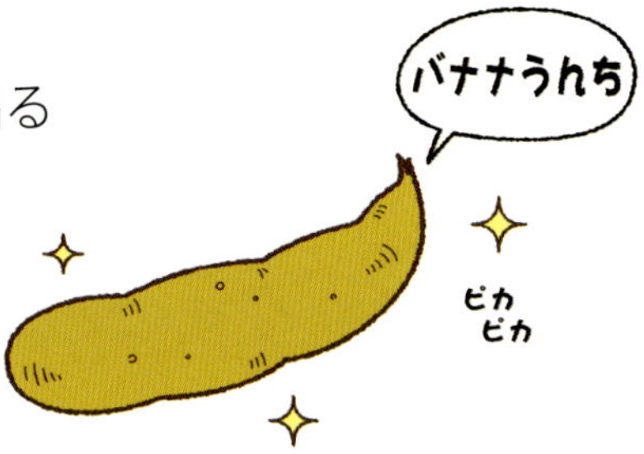

- 頻度《ひんど》：毎日《まいにち》出《で》る
- 出方《でかた》：いきまずに、ストーンストーンと出《で》る
- 色《いろ》：黄色《きいろ》〜黄色《きいろ》がかった褐色《かっしょく》
- 重《おも》さ：200 〜 300グラム
- 分量《ぶんりょう》：バナナ２〜３本分《ぼんぶん》
- におい：におうけれども、きつくない
- 硬《かた》さ：バナナ状《じょう》〜ねり歯磨《はみが》き粉状《こじょう》
- 水分量《すいぶんりょう》：80％（水中《すいちゅう》でパッとほぐれて、水《みず》に浮《う》く）

　このような理想《りそう》のうんちが毎日出《まいにちで》ていれば、腸内《ちょうない》の状態《じょうたい》は良好《りょうこう》。したがって、健康状態《けんこうじょうたい》も良好《りょうこう》と言《い》えましょう。

良《よ》いうんちのもとになる食《た》べ物《もの》

　うんちの品質《ひんしつ》は食《た》べ物《もの》で決定《けってい》されます。理想《りそう》のうんちを作《つく》るには、まず野菜《やさい》や豆類《まめるい》、海藻《かいそう》、くだものなど、食物繊維《しょくもつせんい》たっぷりの食事《しょくじ》をとることが大切《たいせつ》です。

　食物繊維《しょくもつせんい》が注目《ちゅうもく》されるようになったのは1970年代《ねんだい》。イギリスの医師《いし》・バーキッドの調査《ちょうさ》・研究以降《けんきゅういこう》でしょう。それまでは食物繊維《しょくもつせんい》はただの食《た》べカスであるという考《かんが》え方《かた》が主流《しゅりゅう》だったのですが、バーキッド医師《いし》の研究《けんきゅう》により、「第《だい》６の栄養素《えいようそ》」としてクローズアップされることとなりました。彼《かれ》は、イギリスの女性《じょせい》とウガンダの女性《じょせい》のうんちを比較《ひかく》して、次《つぎ》のようなことを発表《はっぴょう》したのです。

●イギリスの女性《じょせい》の場合《ばあい》＝主食《しゅしょく》は精白《せいはく》された小麦《こむぎ》から作《つく》られたパン（食物繊維《しょくもつせんい》が少《すく》ない）。うんちが腸内《ちょうない》にある時間《じかん》は72～96時間《じかん》で、１回《かい》の量《りょう》は100グラム以下《いか》。

●ウガンダの女性《じょせい》の場合《ばあい》＝主食《しゅしょく》はイモ（食物繊維《しょくもつせんい》たっぷり）。うんちが腸内《ちょうない》にある時間《じかん》は16～24時間《じかん》くらいで、１回《かい》の量《りょう》は１キログラム。

つまり、食物繊維《しょくもつせんい》は単《たん》に食《た》べカスとなってうんちの量《りょう》を増《ふ》やすばかりではなく、うんちのもとが腸内《ちょうない》に滞在《たいざい》する時間《じかん》を最適《さいてき》にする働《はたら》きをするので、排《はい》せつされるうんちの水分《すいぶん》も理想的《りそうてき》になります（腸内《ちょうない》に長《なが》くとどまり過《す》ぎると、うんちは硬《かた》くなります）。水《すい》分《ぶん》が理想的《りそうてき》であれば、ほどよい硬《かた》さでストーンストーンと出《で》るようになります。また、食物繊維《しょくもつせんい》は善《ぜん》玉菌《だまきん》のエサにもなります。

では、食物繊維《しょくもつせんい》がたくさんとれる食事《しょくじ》とはどのようなものでしょうか？　具体的《ぐたいてき》には、従来《じゅうらい》の和《わ》食《しょく》、＜ごはん、具《ぐ》だくさんのみそ汁《しる》、野菜《やさい》をたっぷり、魚《さかな》＞といったメニューが一番《いちばん》です。とはいえ、毎日《まいにち》３食《しょく》とも和食《わしょく》にするというのは、現代《げんだい》の生活《せいかつ》では難《むずか》しいかもしれません。まずは、１日《にち》１食《しょく》は和食《わしょく》をとるようにするなど、家族《かぞく》で話《はな》し合《あ》って無理《むり》のない範囲《はんい》で挑戦《ちょうせん》してみてください。

ちなみに、肉《にく》やスナック菓子《がし》などの脂質《ししつ》の多《おお》いものばかりを食《た》べていると、脂肪《しぼう》を分解《ぶんかい》するための胆《たん》汁《じゅう》が多《おお》く分泌《ぶんぴつ》されるため、うんちの色《いろ》が濃《こ》い褐色《かっしょく》になり、さらに悪玉菌《あくだまきん》が繁殖《はんしょく》して腸内《ちょうない》で腐敗《ふはい》が起《お》こり、においもきつくなります。

食物繊維《しょくもつせんい》の豊富《ほうふ》な食品《しょくひん》

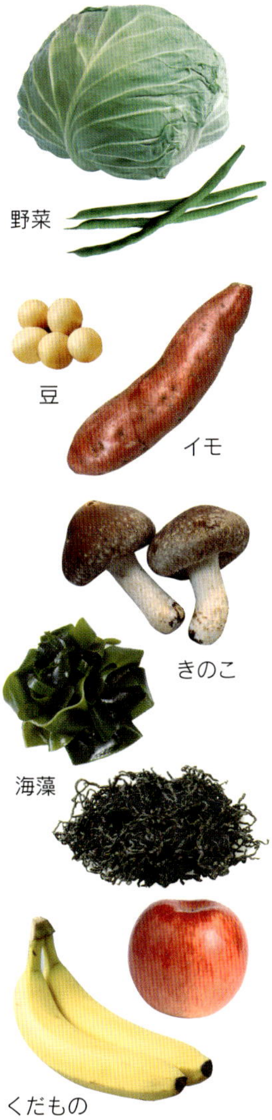
野菜
豆
イモ
きのこ
海藻
くだもの

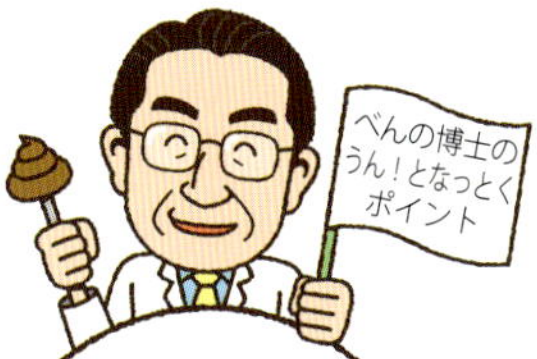
べんの博士の
うん！となっとく
ポイント

うんちのカサを増《ま》し、水分《すいぶん》をたくわえる食物繊維《しょくもつせんい》は、良《よ》いうんちのもとになるんだよ。

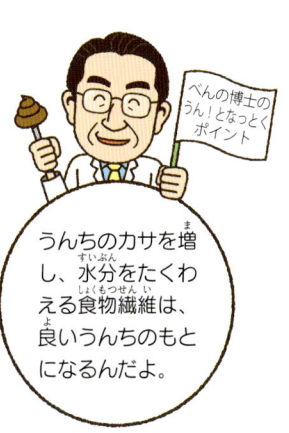

食物繊維《しょくもつせんい》以外《いがい》で良《よ》いうんちのもとになる食《た》べ物《もの》として、発酵食品《はっこうしょくひん》があります。発酵《はっこう》とは、微生物《びせいぶつ》の働《はたら》きによって、物質《ぶっしつ》が人間《にんげん》にとって有益《ゆうえき》なものに変化《へんか》すること（有害《ゆうがい》なものに変化《へんか》することを腐敗《ふはい》と言《い》う）で、発酵食品《はっこうしょくひん》の歴史《れきし》は古《ふる》く、世界中《せかいじゅう》に様々《さまざま》なものがあります。それらは、チーズ・発酵《はっこう》乳《にゅう》・ヨーグルトなどの乳製品《にゅうせいひん》、乳酸菌《にゅうさんきん》や酵母《こうぼ》の発酵作用《はっこうさよう》でできたパン類《るい》、みそやしょうゆなどの大豆食品《だいずしょくひん》など、生活《せいかつ》にとって欠《か》かすことができないものが多《おお》く、善玉菌《ぜんだまきん》であるビフィズス菌《きん》*・乳酸菌《にゅうさんきん》の働《はたら》きによるものもたくさんあります。中《なか》でもヨーグルトは、腸内《ちょうない》の環境《かんきょう》を整《ととの》えるのに大変有効《たいへんゆうこう》です（p.36参照《さんしょう》）。

そして、わたしが考《かんが》える理想《りそう》のうんちを作《つく》るための理想的《りそうてき》な食《た》べ物《もの》はどういったものかというと、サツマイモをトッピングしたヨーグルトということになります。なぜなら、サツマイモは、ヨーグルトに欠《か》けている食物《しょくもつ》繊維《せんい》やビタミンCが豊富《ほうふ》なうえ、高血圧《こうけつあつ》の予防作用《よぼうさよう》など、体《からだ》に良《よ》い成分《せいぶん》を含《ふく》んでいるからです。実際《じっさい》、あるテレビ番組《ばんぐみ》で、ヨーグルトだけを食《た》べた人《ひと》と、ヨーグルトとサツマイモを食《た》べた人《ひと》のうんちを比較《ひかく》してみたところ、サツマイモを一緒《いっしょ》に食《た》べた人《ひと》の方《ほう》がうんちの量《りょう》が多《おお》く、善玉菌《ぜんだまきん》であるビフィズス菌《きん》も多《おお》いという結果《けっか》が出《で》ました。

＊ビフィズス菌は、乳酸菌の一種。

発酵食品《はっこうしょくひん》

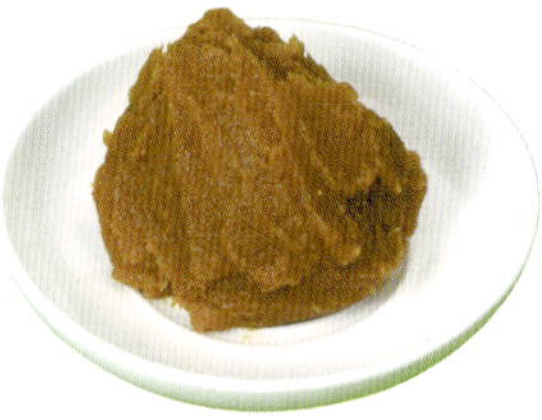

みそ

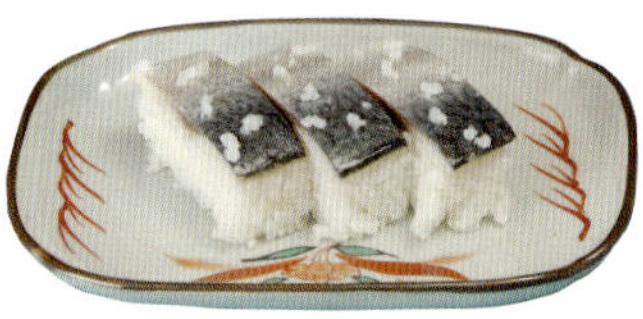

なれずし

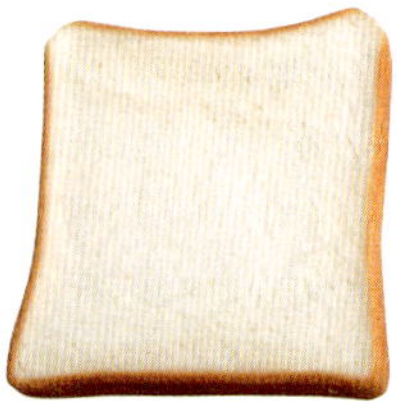

パン

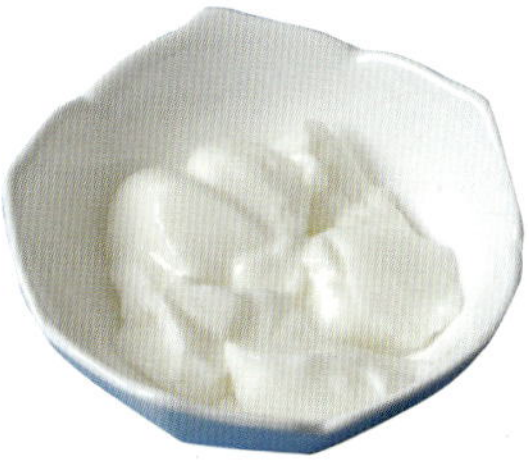

ヨーグルト

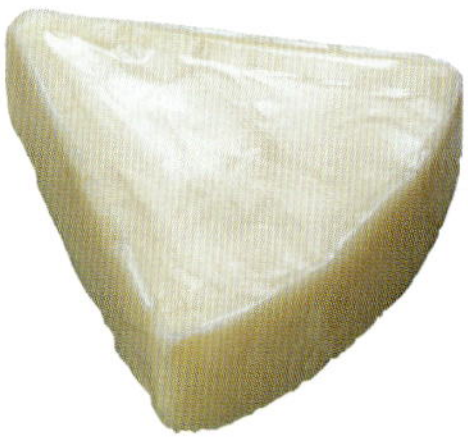

チーズ

食《た》べ物《もの》の違《ちが》いによって、体《からだ》に現《あらわ》れる変化《へんか》

　このように、食《た》べ物《もの》の種類《しゅるい》によってうんちの色《いろ》、量《りょう》、においなどは変化《へんか》します。

　肉類《にくるい》及《およ》び加工肉《かこうにく》（ハム、ソーセージなど）ばかりを食《た》べ続《つづ》けると、腸内《ちょうない》が悪玉菌優位《あくだまきんゆうい》となっていき、それを反映《はんえい》して、うんちの状態《じょうたい》も大《おお》きく変化《へんか》します。善玉菌《ぜんだまきん》であるビフィズス菌《きん》が減少《げんしょう》し、クロストリジウムやウェルシュ菌《きん》などの悪玉菌《あくだまきん》が増加《ぞうか》してくるのです。すると、においがきつくなり、量《りょう》は減少《げんしょう》し、色《いろ》は濃《こ》くなっていきます。そして、食事《しょくじ》の変化《へんか》にともなって、かかる病気《びょうき》の種類《しゅるい》も変化《へんか》し、大腸《だいちょう》がんをはじめとする大腸疾患《だいちょうしっかん》の発病危険度《はつびょうきけんど》（リスク）も増大《ぞうだい》していきます。

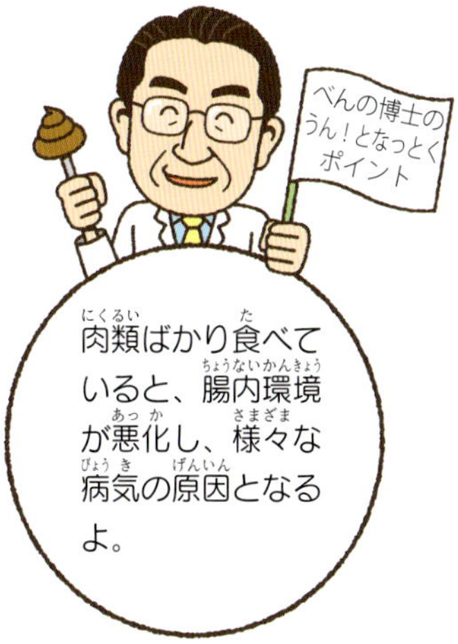
べんの博士の
うん！となっとく
ポイント
肉類《にくるい》ばかり食《た》べていると、腸内環境《ちょうないかんきょう》が悪化《あっか》し、様々《さまざま》な病気《びょうき》の原因《げんいん》となるよ。

　一方《いっぽう》、野菜類《やさいるい》、海藻《かいそう》、そして発酵食品《はっこうしょくひん》などを多《おお》くとり、善玉菌優位《ぜんだまきんゆうい》な腸内環境《ちょうないかんきょう》になっていくと、うんちも、においはきつくなくなり、色《いろ》は黄色《きいろ》〜黄褐色《おうかっしょく》に変化《へんか》、排便量《はいべんりょう》も増加《ぞうか》していきます。そうです、理想的《りそうてき》なうんちとなるのです。このように、良《よ》いうんちをデザインすることこそが、「病気《びょうき》のリスク」を軽減《けいげん》させるために最《もっと》も大切《たいせつ》なことなのです。

　また、日常生活《にちじょうせいかつ》の中《なか》で、「おならがくさい」、「うんちがくさい」と感《かん》じるのは、健康《けんこう》にとっては、あまり良《よ》い信号《しんごう》ではありません。悪臭《あくしゅう》は悪玉菌《あくだまきん》の作《つく》り出《だ》す有害物質《ゆうがいぶっしつ》、特《とく》に、インドール、スカトール、硫化水素《りゅうかすいそ》などが原因《げんいん》となっているからです（p.39参照《さんしょう》）。さらに、腸内環境《ちょうないかんきょう》の悪化《あっか》は便秘《べんぴ》の原因《げんいん》ともなります。便秘《べんぴ》をして、長《なが》い間《あいだ》うんちを出《だ》さないでいると、有害物質《ゆうがいぶっしつ》が大腸内《だいちょうない》にたまるだけでなく、大腸《だいちょう》の壁《かべ》から体内《たいない》に吸収《きゅうしゅう》され、血液中《けつえきちゅう》をめぐり、様々《さまざま》な病気《びょうき》の原因《げんいん》となります。あまりに長期間《ちょうきかん》（１週間以上《しゅうかんいじょう》）出《で》ない場合《ばあい》は、排尿《はいにょう》・排便外来《はいべんがいらい》などの専門医《せんもんい》へ相談《そうだん》するとよいでしょう。

うんち化石《かせき》はタイムカプセル

うんちの化石《かせき》があるって、知《し》っていますか？

大昔《おおむかし》の生物《せいぶつ》の死骸《しがい》などが砂《すな》や泥《どろ》に埋《う》まり、地層《ちそう》の中《なか》に保存《ほぞん》されたものを化石《かせき》と言《い》います。化石《かせき》の中《なか》には、生物《せいぶつ》そのものではなく、その活動《かつどう》の様子《ようす》を示《しめ》すもの（足跡《あしあと》や巣穴《すあな》など）もあり、これらは生痕化石《せいこんかせき》と呼《よ》ばれています。うんちの化石《かせき》も、生痕化石《せいこんかせき》のひとつで、落《お》とし主《ぬし》の生前《せいぜん》の姿《すがた》を知《し》る手《て》がかりとなります。

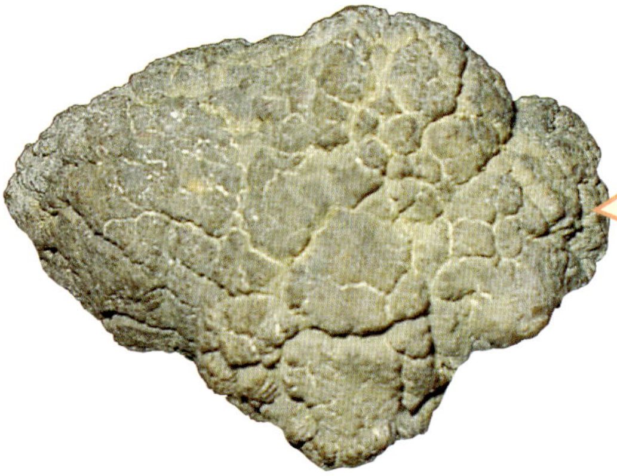

恐竜《きょうりゅう》のうんち

◇いつごろのもの？◇
1億《おく》～8000万年前《まんねんまえ》ぐらい

◇どんな生物《せいぶつ》のもの？◇
見《み》つかった地層《ちそう》や大《おお》きさなどから考《かんが》えて、ハドロサウルス類《るい》（植物食恐《しょくぶつしょくきょう》竜《りゅう》）の仲間《なかま》のものと推定《すいてい》されている。

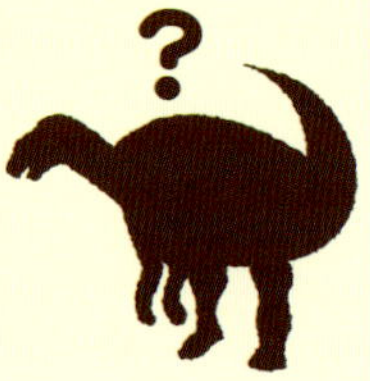

サメのうんち

◇いつごろのもの？◇ 1500万年前《まんねんまえ》ぐらい

◇どんな生物《せいぶつ》のもの？◇ うんちについた線《せん》の形《かたち》から、らせん状《じょう》の腸管《ちょうかん》を持《も》つサメのものと推定《すいてい》されている。

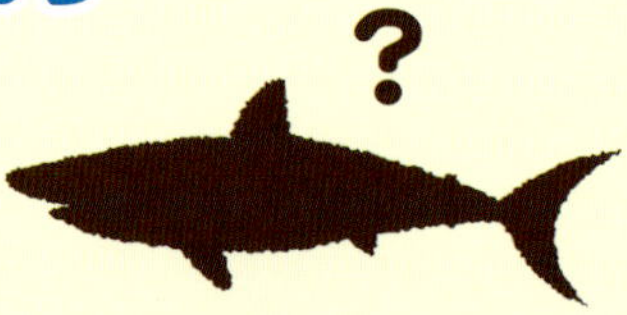

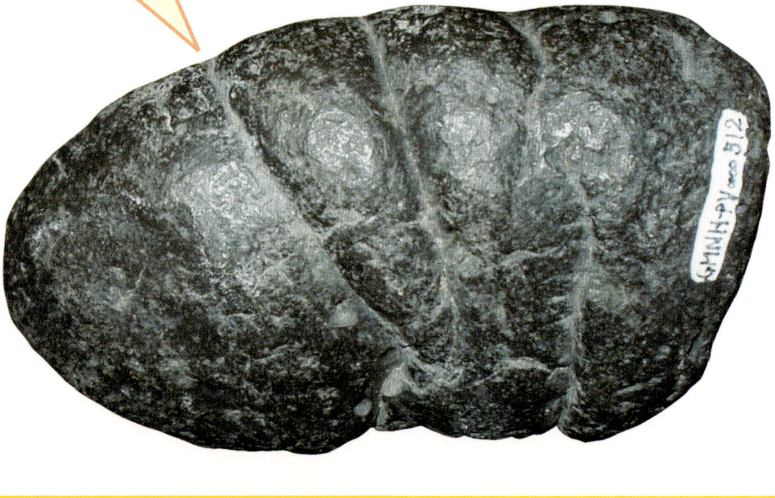

◎化石は、ほぼ実物大（４点とも）

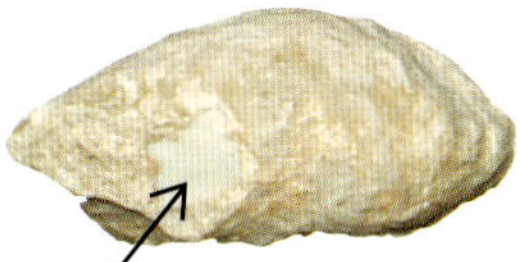

歯《は》のかけら

ほ乳類《にゅうるい》のうんち

◇いつごろのもの？◇ 3000万年前《まんねんまえ》ぐらい

◇どんな生物《せいぶつ》のもの？◇ 化石《かせき》の中《なか》に歯《は》のかけらが含《ふく》まれていることから、肉食《にくしょく》のネコや大型《おおがた》のイヌのようなほ乳類《にゅうるい》のものと推定《すいてい》されている。

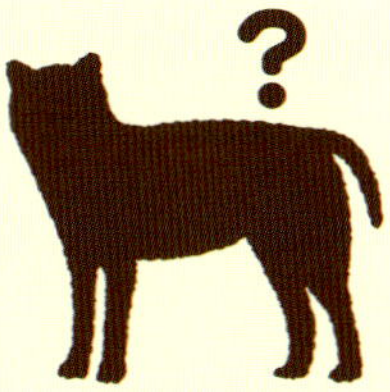

魚《さかな》のうんち

◇いつごろのもの？◇ ３億年前《おくねんまえ》ぐらい

◇どんな生物《せいぶつ》のもの？◇ 見《み》つかった地層《ちそう》や年代《ねんだい》、大《おお》きさなどから、魚類《ぎょるい》のものと推定《すいてい》されている。

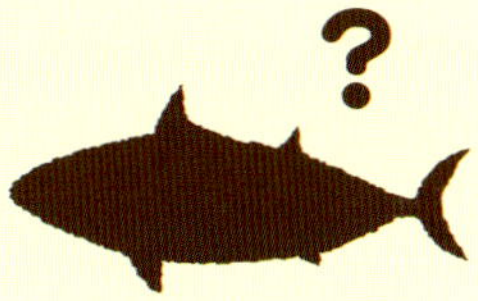

この白《しろ》っぽい部分《ぶぶん》が
うんち

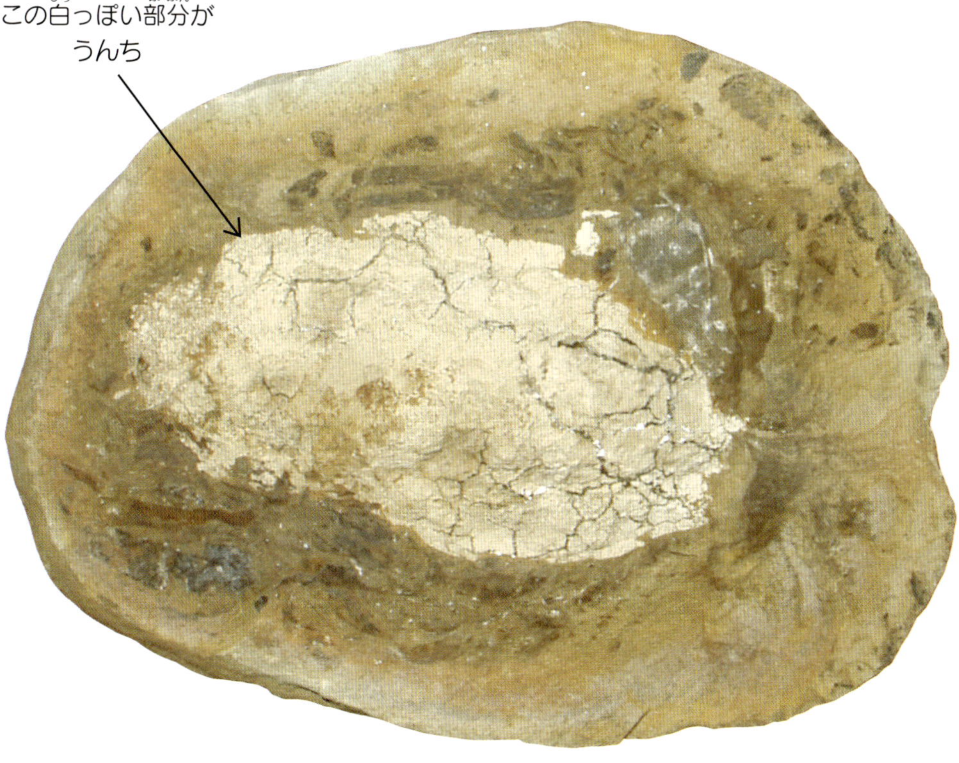

所蔵：群馬県立自然史博物館（４点とも）

2 良《よ》いうんちのための3つの力《ちから》：②うんちを育《そだ》てる力《ちから》

腸《ちょう》内《ない》細《さい》菌《きん》と健《けん》康《こう》

良《よ》いうんちを作《つく》るもとになる食《た》べ物《もの》をとったら、次《つぎ》は良《よ》いうんちを育《そだ》てる方法《ほうほう》を考《かんが》えましょう。それは、これまでにも述《の》べてきたように、善玉菌《ぜんだまきん》優位《ゆうい》の腸内環境《ちょうないかんきょう》を維持《いじ》し続《つづ》けることです。ここで注目《ちゅうもく》されるのが、「プロバイオティクス」です。プロバイオティクスとは、健康《けんこう》に有益《ゆうえき》な作用《さよう》をもたらす生《い》きた細菌《さいきん》＝善玉菌《ぜんだまきん》、あるいは善玉菌《ぜんだまきん》を含《ふく》む食品《しょくひん》のことを指《さ》します。善玉菌《ぜんだまきん》の代表選手《だいひょうせんしゅ》は、ビフィズス菌《きん》・乳酸菌《にゅうさんきん》であり、ビフィズス菌《きん》や乳酸菌《にゅうさんきん》の機能《きのう》を取《と》り込《こ》んだヨーグルトがその代表格《だいひょうかく》の食品《しょくひん》なのです。

20世紀初頭《せいきしょとう》、ロシアのメチニコフが乳酸菌《にゅうさんきん》による「不老長寿説《ふろうちょうじゅせつ》」を唱《とな》えました。その後《ご》の100年《ねん》で乳酸菌《にゅうさんきん》の研究《けんきゅう》は飛躍的《ひやくてき》に発展《はってん》しましたが、世界《せかい》で最初《さいしょ》にビフィズス菌《きん》を含《ふく》む食品《しょくひん》の働《はたら》きに注目《ちゅうもく》し、商品開発《しょうひんかいはつ》などに利用《りよう》したのは日本《にっぽん》です。日本《にっぽん》がプロバイオティクス先進国《せんしんこく》になった背景《はいけい》には、もともと腸内細菌《ちょうないさいきん》の研究《けんきゅう》が盛《さか》んであったことが挙《あ》げられます。腸内細菌全体《ちょうないさいきんぜんたい》の機能《きのう》を知《し》ることで、有用《ゆうよう》な細菌《さいきん》（プロバイオティクス）の機能《きのう》もわかってきたのです。

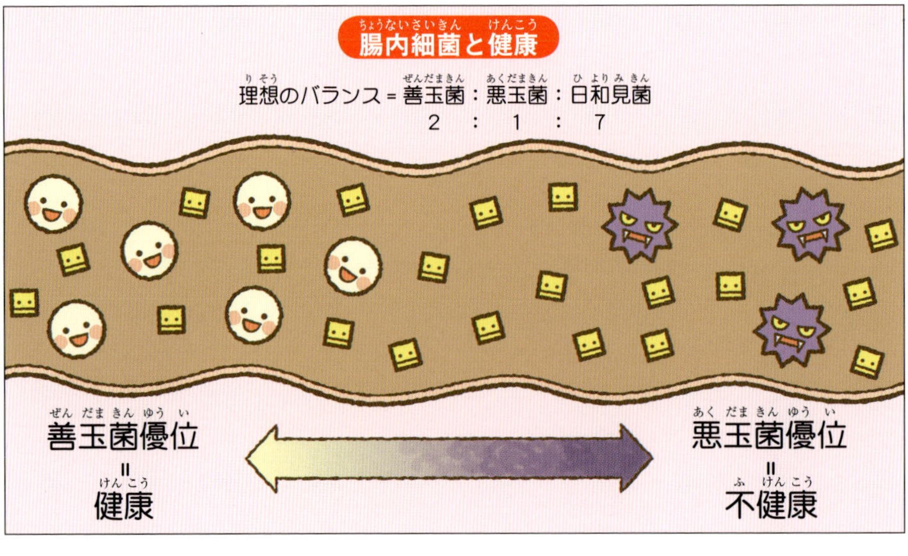

みなさんのおなかの中《なか》には多数《たすう》の腸内細菌《ちょうないさいきん》がすんでいます。どんな細菌《さいきん》がすんでいるか、その種類《しゅるい》は個人《こじん》ごとに違《ちが》います。腸内細菌《ちょうないさいきん》のバランスが悪《わる》いと、腸《ちょう》が老化《ろうか》したような状態《じょうたい》になり、うんちの状態《じょうたい》は悪化《あっか》、健康《けんこう》も損《そこ》なわれます。最近《さいきん》は、食生活《しょくせいかつ》の欧米化《おうべいか》などにより、実際《じっさい》の年齢以上《ねんれいいじょう》に腸《ちょう》が老化《ろうか》している人《ひと》が増《ふ》えているようです。まずは、下《した》の「腸年齢《ちょうねんれい》チェック」で、自分《じぶん》の大腸《だいちょう》がどのような状態《じょうたい》かをチェックしてみましょう。

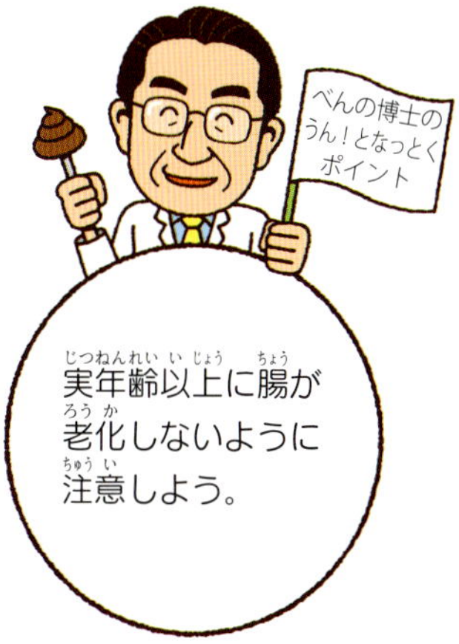

【腸年齢《ちょうねんれい》チェック】

以下《いか》の 10 問《もん》のうちで、「はい」と答《こた》えた数《かず》はいくつありますか？

- □ うんちが硬《かた》くて出《で》にくい。いきまないと出《で》ないことが多《おお》い。
- □ 用《よう》を足《た》したあとも残便感《ざんべんかん》があり、すっきりしない。
- □ うんちの色《いろ》が茶褐色《ちゃかっしょく》だったり黒《くろ》っぽかったりする。
- □ おならやトイレの後《あと》のにおいがきつい。
- □ 野菜《やさい》はあまり食《た》べない。
- □ 肉類《にくるい》が大好《だいす》き。
- □ ヨーグルトや乳製品《にゅうせいひん》が苦手《にがて》で、ほとんど口《くち》にしない。
- □ 運動不足《うんどうぶそく》を感《かん》じている。
- □ 顔色《かおいろ》が悪《わる》く、肌荒《はだあ》れや吹《ふ》き出物《でもの》が悩《なや》みのたねである。
- □ 夜《よ》ふかしをすることが多《おお》く、寝不足気味《ねぶそくぎみ》である。

計《けい》　　　　個《こ》

【判定《はんてい》】

◎「はい」が０個《こ》
あなたの腸年齢《ちょうねんれい》は実年齢《じつねんれい》より若《わか》く、腸内《ちょうない》は善玉菌《ぜんだまきん》が優勢《ゆうせい》です。現在《げんざい》の生活習慣《せいかつしゅうかん》を続《つづ》けましょう。

◎「はい」が１～２個《こ》
あなたの腸年齢《ちょうねんれい》は実年齢《じつねんれい》とほぼ同《おな》じです。「はい」が０個《こ》になるようにがんばりましょう。

◎「はい」が３～５個《こ》
あなたの腸年齢《ちょうねんれい》は、「実年齢《じつねんれい》＋10歳《さい》」。生活習慣《せいかつしゅうかん》を見直《みなお》す必要《ひつよう》があります。

◎「はい」が６～８個《こ》
あなたの腸年齢《ちょうねんれい》は、「実年齢《じつねんれい》＋20歳《さい》」で、悪玉菌《あくだまきん》が増加中《ぞうかちゅう》です。今《いま》すぐ腸内環境改善《ちょうないかんきょうかいぜん》に取《と》り組《く》みましょう。

◎「はい」が９個以上《こいじょう》
あなたの腸年齢《ちょうねんれい》は「実年齢《じつねんれい》＋30歳《さい》」。腸内環境《ちょうないかんきょう》はすでに老化《ろうか》しています。体《からだ》の不調《ふちょう》を来《きた》す可《か》能性《のうせい》が大《だい》です。

腸《ちょう》内《ない》細《さい》菌《きん》の種《しゅ》類《るい》と働《はたら》き

腸内細菌《ちょうないさいきん》を、体《からだ》に対《たい》する働《はたら》きで大別《たいべつ》すると、これまでにも述《の》べたように善玉菌《ぜんだまきん》、悪玉菌《あくだまきん》、日和《ひより》見菌《みきん》の３種類《しゅるい》になります。これらの名前《なまえ》くらいは聞《き》いたことがあると思《おも》います。「善玉菌《ぜんだまきん》は体《からだ》に良《よ》さそう、悪玉菌《あくだまきん》は悪《わる》そう」というイメージでしょうか。そのイメージは間違《まちが》ってはいないのですが、最近《さいきん》は様々《さまざま》な働《はたら》きがわかってきていますので、詳《くわ》しい機能《きのう》を見《み》ていきましょう。

◎善《ぜん》玉《だま》菌《きん》とは

その代表《だいひょう》は乳酸菌《にゅうさんきん》、ビフィズス菌《きん》でしょう。乳糖《にゅうとう》やブドウ糖《とう》を栄養《えいよう》にして増《ふ》え、発酵《はっこう》によって酢酸《さくさん》や乳酸《にゅうさん》を作《つく》り、腸内《ちょうない》を酸性《さんせい》に保《たも》ちます。有機酸《ゆうきさん》やビタミンなど、体《からだ》に有用《ゆうよう》な物質《ぶっしつ》も提供《ていきょう》します。また腸《ちょう》の働《はたら》きを整《ととの》え、便秘《べんぴ》や下痢《げり》を防《ふせ》いでくれます。

主《おも》な腸内細菌《ちょうないさいきん》の種類《しゅるい》

	主な菌	働　き
善玉菌（約20%）	ビフィズス菌 乳酸菌	感染を防ぐ、免疫を活性化する、ビタミンを作り出す、消化・吸収を補助する、ほか。その結果、健康を保ち、老化を防止する。
悪玉菌（約10%）	大腸菌（病原性） クロストリジウム（病原性） ウェルシュ菌 ディフィシール菌 フラギリス菌 ヒラノーニス菌	腸内の食べカスを腐敗させ、細菌毒素を作り出す。特に、発がん物質を産生したり、発がん物質が産生されるのを促進したりする菌もある。
日和見菌（約70%）	大腸菌（非病原性） バクテロイデス（非病原性） ユウバクテリウム ルミノコッカス クロストリジウム（非病原性）	善玉菌や悪玉菌の影響を受けて、その働きが変わる。しかし、未知なるものが大部分である。

善玉菌《ぜんだまきん》

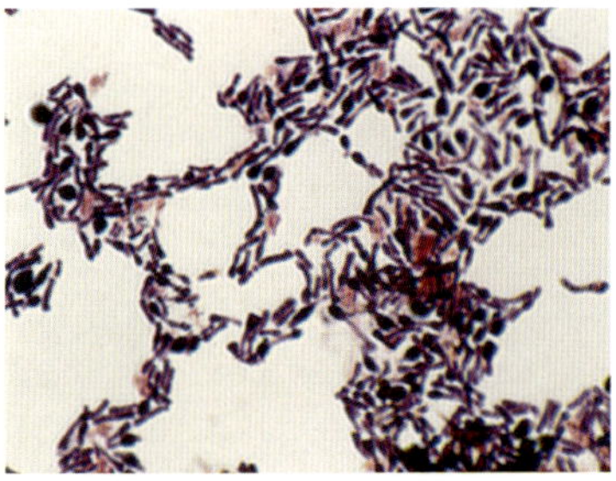

乳児の腸内にすむビフィズス菌の一種（インファンティス菌）

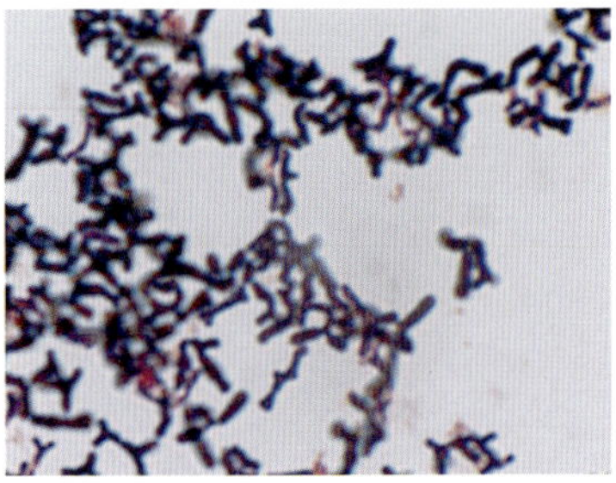

乳児・成人の腸内にすむビフィズス菌の一種（ロングム菌）

◎悪玉菌《あくだまきん》とは

　悪玉菌《あくだまきん》を代表《だいひょう》する菌《きん》といえば、クロストリジウム、ウェルシュ菌《きん》です。腸内《ちょうない》にある食《た》べカスを腐敗《ふはい》させ、硫化水素《りゅうかすいそ》、アンモニアなどの腐敗物質《ふはいぶっしつ》、ガスや悪臭《あくしゅう》のもととなる物質《ぶっしつ》を作《つく》ります。発《はつ》がん物質《ぶっしつ》や有害物質《ゆうがいぶっしつ》を作《つく》り出《だ》し、病気《びょうき》の成因《せいいん》になることもあります。腸内細菌《ちょうないさいきん》のバランスが悪玉優位《あくだまゆうい》になると、免疫調整力《めんえきちょうせいりょく》が低下《ていか》し、アレルギーなどの症状《しょうじょう》につながるなど、数知《かずし》れない悪《わる》い働《はたら》きをしています。

◎日和見菌《ひよりみきん》とは

　日和見菌《ひよりみきん》には、大腸菌《だいちょうきん》(非病原性《ひびょうげんせい》)、バクテロイデス、連鎖球菌《れんさきゅうきん》などがいます。日和見菌《ひよりみきん》は、良《よ》い働《はたら》きと悪《わる》い働《はたら》きのどちらもします。それは、腸内《ちょうない》で悪玉菌《あくだまきん》が優《ゆう》勢《せい》になってくると悪《わる》い働《はたら》きをして、善玉《ぜんだま》菌《きん》が優勢《ゆうせい》だと良《よ》い働《はたら》きをするからです。大部分《だいぶぶん》の腸内細菌《ちょうないさいきん》については、まだ研究《けんきゅう》が進《すす》んでいないこともあり、今後《こんご》、新《あたら》しい役割《やくわり》が発見《はっけん》される可能性《かのうせい》も含《ふく》んでいます。

　また、善玉菌《ぜんだまきん》・悪玉菌《あくだまきん》に分類《ぶんるい》されている菌《きん》でも、ほかの菌《きん》と作用《さよう》し合《あ》って、良《よ》い働《はたら》きも悪《わる》い働《はたら》きも両方《りょうほう》するという場合《ばあい》があります。腸内細菌《ちょうないさいきん》の働《はたら》きについては、まだまだ研究《けんきゅう》が進行途中《しんこうとちゅう》の段階《だんかい》と言《い》えるでしょう。

悪玉菌《あくだまきん》

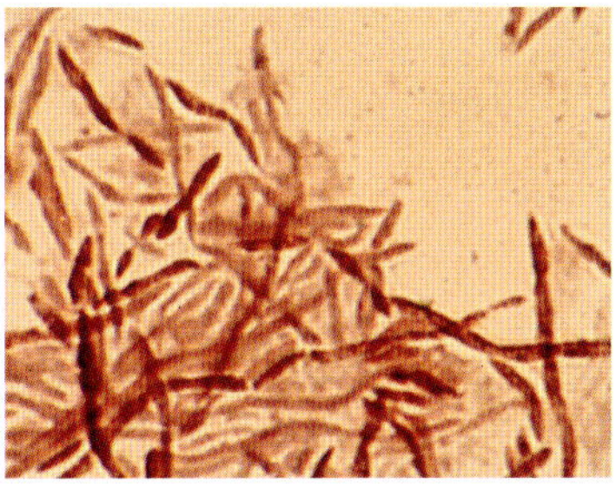

悪玉菌の代表格、クロストリジウム

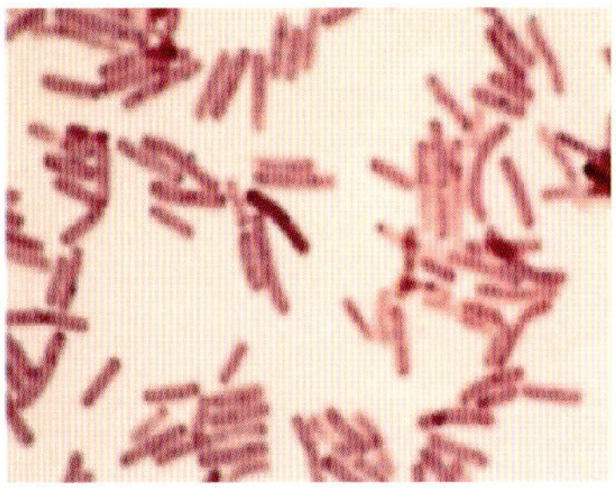

大腸の発がんに関与するヒラノーニス菌

日和見菌《ひよりみきん》

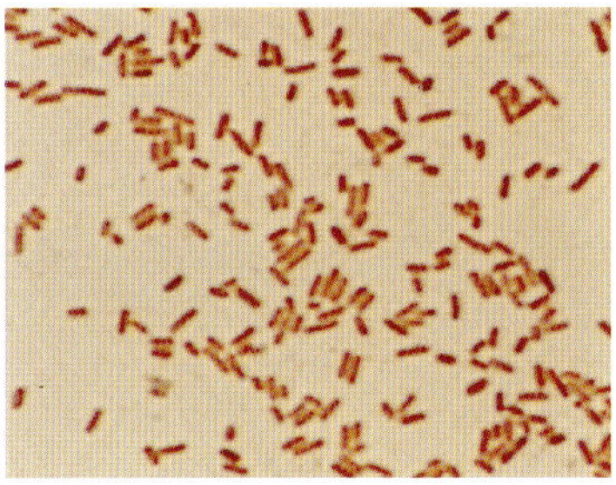

ブルガータス菌

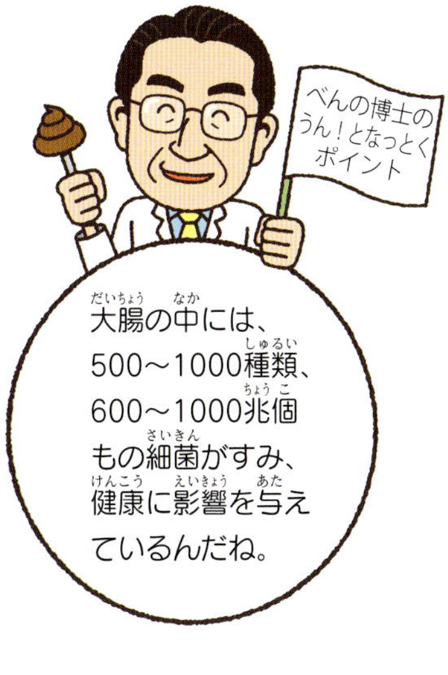
べんの博士のうん！となっとくポイント
大腸《だいちょう》の中《なか》には、500～1000種類《しゅるい》、600～1000兆個《ちょうこ》もの細菌《さいきん》がすみ、健康《けんこう》に影響《えいきょう》を与《あた》えているんだね。

善《ぜん》玉《だま》菌《きん》を増《ふ》やそう　～プロバイオティクスのすすめ～

微生物《びせいぶつ》は病気《びょうき》の原因《げんいん》にもなれば、病気《びょうき》を防《ふせ》ぐこともできます。中《なか》でも乳《にゅう》酸菌《さんきん》・ビフィズス菌《きん》は、がんを予防《よぼう》したり、血圧《けつあつ》の上昇《じょうしょう》を抑《おさ》えたり、免疫《めんえき》を活発《かっぱつ》にしたりと、様々《さまざま》な機能《きのう》を有《ゆう》しています。こうした乳酸菌《にゅうさんきん》・ビフィズス菌《きん》の機能《きのう》を取《と》り込《こ》んだのが、機能性《きのうせい》ヨーグルトと呼《よ》ばれるヨーグルトです。機能性《きのうせい》ヨーグルトは、健康《けんこう》に有益《ゆうえき》な作用《さよう》をもたらす生《い》きた乳酸菌《にゅうさんきん》・ビフィズス菌《きん》を使《つか》い、人間《にんげん》の健康《けんこう》に役立《やくだ》てようとするもので、プロバイオティクスの代表格《だいひょうかく》です。

しかし、どんな乳酸菌《にゅうさんきん》・ビフィズス菌《きん》でもよいわけではありません。腸《ちょう》内環境《ないかんきょう》を改善《かいぜん》し、宿主《しゅくしゅ》に有益《ゆうえき》な作用《さよう》をもたらすプロバイオティクスに用《もち》いられる有用微生物《ゆうようびせいぶつ》の条件《じょうけん》は、①胃酸《いさん》や胆汁酸《たんじゅうさん》などが分泌《ぶんぴつ》される消化管上部《しょうかかんじょうぶ》（口《くち》～小腸《しょうちょう》まで）といった乳酸菌《にゅうさんきん》・ビフィズス菌《きん》にとって厳《きび》しい体内環境《たいないかんきょう》でも生存《せいぞん》できること、②生《い》きたまま大腸《だいちょう》に達《たっ》して増殖可能《ぞうしょくかのう》なこと、③便性改《べんせいかい》善《ぜん》、腸内細菌《ちょうないさいきん》のバランス改善及《かいぜんおよ》び腸内有害物質《ちょうないゆうがいぶっしつ》の減少《げんしょう》など、有効効果《ゆうこうこうか》を発《はつ》現《げん》すること、④安全性《あんぜんせい》が高《たか》いこと、などが挙《あ》げられます。

なお、ビフィズス菌《きん》や乳酸菌《にゅうさんきん》は、さらに多《おお》くの種類《しゅるい》（菌株《きんかぶ》）に分《わ》けることができ、機能《きのう》は菌株《きんかぶ》ごとに異《こと》なります。21世紀《せいき》になってから、がんを予《よ》防《ぼう》したり、血圧《けつあつ》の上昇《じょうしょう》を抑《おさ》えたり、免疫《めんえき》を活発《かっぱつ》にしたりと、われわれの健《けん》康《こう》に有益《ゆうえき》な作用《さよう》を持《も》つと考《かんが》えられるビフィズス菌《きん》や乳酸菌《にゅうさんきん》が次々《つぎつぎ》に発見《はっけん》され、それにともなって機能性《きのうせい》ヨーグルトの種類《しゅるい》もグンと増《ふ》えました。せっかく日本《にっぽん》というプロバイオティクス先進国《せんしんこく》に暮《く》らしているのですから、各《かく》菌株《きんかぶ》の効果《こうか》を知《し》り、自分《じぶん》の健康状態《けんこうじょうたい》に合《あ》った乳酸菌《にゅうさんきん》・ビフィズス菌《きん》を選《えら》び、理想《りそう》のうんちを育《そだ》てましょう。

すでに明《あき》らかにされているプロバイオティクスの機能及《きのうおよ》び期待《きたい》される機能《きのう》

科学的に証明されているもの	今後、さらにヒトによる試験・研究が求められるもの
・ロタウイルスによる下痢の改善 ・抗生物質が原因の下痢の改善 ・乳児の食事によるアレルギーの軽減 ・便性改善　ほか	・発がんリスクの軽減 ・免疫機能の調節 ・アレルギーの低減 ・血圧の降下 ・腸内環境の改善 ・かぜの予防 ・胃内ピロリ菌の抑制

　プロバイオティクスは、人間《にんげん》の正常《せいじょう》な腸内環《ちょうないかん》境《きょう》の維持《いじ》と調節《ちょうせつ》に重要《じゅうよう》な作用《さよう》をします。プロバイオティクスの持《も》つ保健効果《ほけんこうか》に関《かん》する研究《けんきゅう》は十《じゅう》分《ぶん》になされているとは言《い》えませんが、今後《こんご》も様々《さまざま》な機能研究《きのうけんきゅう》が行《おこな》われ、より優《すぐ》れたプロバイオティクスが開発《かいはつ》されると期待《きたい》されています。

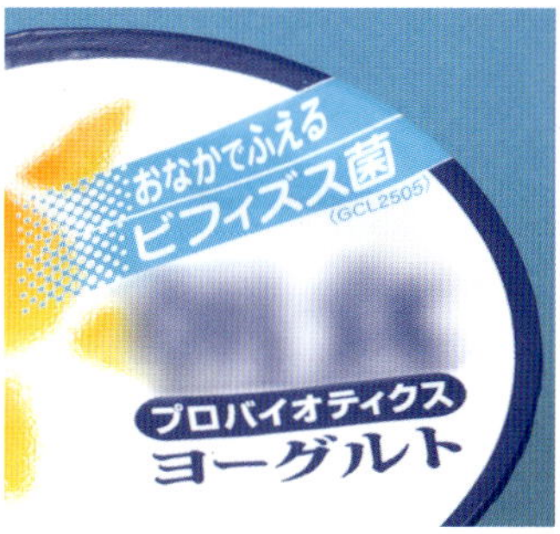

　ヨーグルトや乳酸菌飲料《にゅうさんきんいんりょう》に代表《だいひょう》されるプロバイオティクスは、数《かず》ある保《ほ》健効果《けんこうか》の中《なか》でも、特《とく》に最近《さいきん》、その発《はつ》がんリスクの低減作用及《ていげんさようおよ》びアトピー性《せい》皮膚炎《ひふえん》や花粉症《かふんしょう》の予防効果《よぼうこうか》といった免疫調整力《めんえきちょうせいりょく》が注目《ちゅうもく》を集《あつ》めています。これ以外《いがい》にも、近年《きんねん》、今《いま》まで考《かんが》えられもしなかったような病気《びょうき》あるいは健康《けんこう》との関係《かんけい》が判明《はんめい》しつつあります。今《いま》、腸内細菌《ちょうないさいきん》の研究《けんきゅう》は現代医療《げんだいいりょう》のトップランナーの位置《いち》にあるのです。そのことを目《ま》の当《あ》たりにしながら、その中《ちゅう》心《しん》で生《い》かされてきたひとりとして、この本《ほん》を読《よ》んだみなさんが、少《すこ》しでも自分《じぶん》の生活《せいかつ》の中《なか》で、プロバイオティクスの力《ちから》を生《い》かしてくれることを期待《きたい》しています。

いろいろな乳酸菌《にゅうさんきん》

乳酸菌の種類	形　状	特　　徴
ラクトバチルス属	桿《かん》菌	発酵乳・乳酸菌飲料で最も使われている。ブルガリア種はヨーグルト製造によく用いられる。アシドフィラス菌、ガセリ菌、カゼイ菌、ラムノーサス菌等はプロバイオティクスとして利用されることが多い。 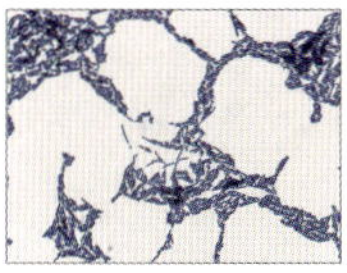 ガセリ菌 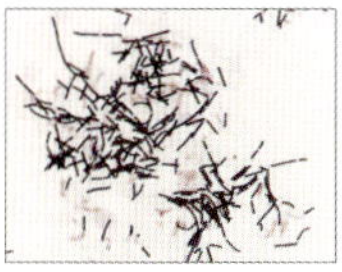 カゼイ菌 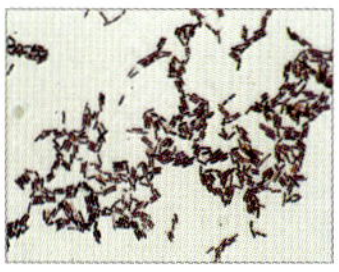 ラムノーサス菌
ラクトコッカス属	球菌	チーズ作りでよく使われる菌。
ペディオコッカス属	球菌	耐塩性の性質を有するため、みそやしょうゆに含有。食肉加工にも用いられる。
ロイコノストック属	球菌	植物を使った発酵産物に多く含まれる。
エンテロコッカス属	球菌	腸内由来の菌が多く、生菌製剤に使われる場合がある。
ストレプトコッカス属	球菌	サーモフィラス種はヨーグルト製造によく用いられる。腸内からもしばしば分離される。
ビフィドバクテリウム属 (ビフィズス菌)	多形性	ヒト等多くの動物の腸管に生息する嫌気性菌。 小児の腸内の最優勢菌種である。

◎オリゴ糖《とう》で善玉菌《ぜんだまきん》の働《はたら》きがアップ

　腸内細菌《ちょうないさいきん》のうち、善玉菌《ぜんだまきん》の代表《だいひょう》ともいえるビフィズス菌《きん》のエサとなるのがオリゴ糖《とう》です。

　オリゴ糖《とう》は、ブドウ糖《とう》（グルコース）や果糖《かとう》（フルクトース）などの単《たん》糖類《とうるい》と呼《よ》ばれるものが２～10個結合《こけつごう》した糖質《とうしつ》で、わずかですが野菜《やさい》、くだもの、牛乳《ぎゅうにゅう》などにも含《ふく》まれています。オリゴ糖《とう》の種類《しゅるい》は多《おお》く、甘《あま》さはショ糖《とう》（砂糖《さとう》のおもな成分《せいぶん》なので、砂糖《さとう》と考《かんが》えてください）の半分以下《はんぶんいか》となっています。小腸《しょうちょう》では消化《しょうか》されずに大腸《だいちょう》まで達《たっ》してビフィズス菌《きん》を増《ふ》やし、結《けっ》果《か》として腸内環境《ちょうないかんきょう》を改善《かいぜん》してくれるため、オリゴ糖《とう》は、おなかの調子《ちょうし》をよくする健康食品《けんこうしょくひん》として注目《ちゅうもく》されています。また、胃《い》や小腸《しょうちょう》で分解《ぶんかい》されないので、エネルギーになりにくい低《てい》カロリーの糖《とう》でもあります。良《よ》いうんちを作《つく》る食物《しょくもつ》（p.26 ～ 28参照《さんしょう》）と一緒《いっしょ》にオリゴ糖《とう》をとることで、体《からだ》の内側《うちがわ》から体調《たいちょう》を整《ととの》えて、健康作《けんこうづく》りに役立《やくだ》てましょう。

オリゴ糖《とう》を含《ふく》む食品《しょくひん》

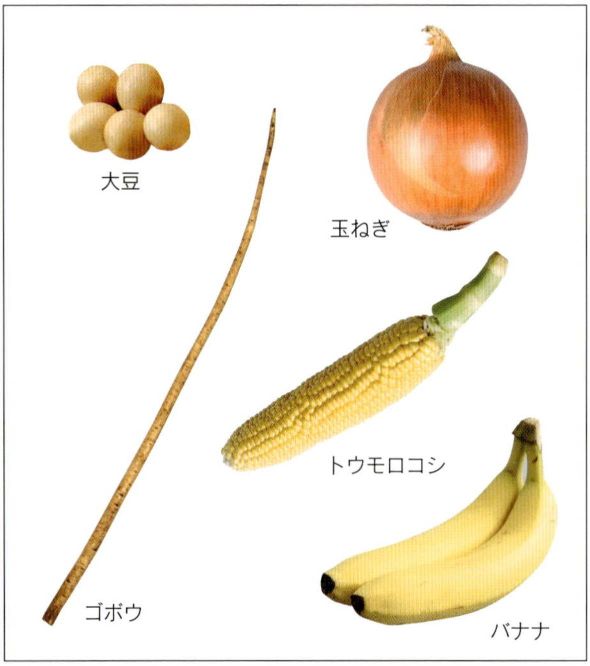

大豆
玉ねぎ
トウモロコシ
ゴボウ
バナナ

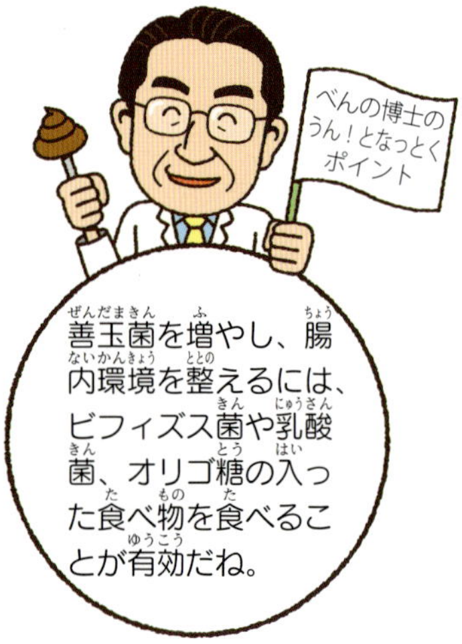

べんの博士のうん！となっとくポイント
善玉菌《ぜんだまきん》を増《ふ》やし、腸《ちょう》内環境《ないかんきょう》を整《ととの》えるには、ビフィズス菌《きん》や乳酸《にゅうさん》菌《きん》、オリゴ糖《とう》の入《はい》った食《た》べ物《もの》を食《た》べることが有効《ゆうこう》だね。

おならについて考《かんが》えよう

人前《ひとまえ》でおならが出《で》そうになって、困《こま》ったことはありませんか？　または、思《おも》わず「プッ」と出《で》てしまって、恥《は》ずかしい思《おも》いをした人《ひと》もいるかもしれません。人前《ひとまえ》で出《で》るとちょっと恥《は》ずかしいおならですが、実《じつ》はうんちと同《おな》じように、腸内《ちょうない》の健康状態《けんこうじょうたい》を知《し》るうえでは、とても大切《たいせつ》なものなのです。

おならは、その70～80%が、食《た》べ物《もの》などと一緒《いっしょ》に口《くち》から入《はい》った空気《くうき》で、残《のこ》りの30%ほどが、血液中《けつえきちゅう》に含《ふく》まれていたガスと腸内細菌《ちょうないさいきん》が食《た》べ物《もの》を分解《ぶんかい》するときに出《で》たガスです。1日《にち》に発生《はっせい》するおならの量《りょう》は、0.5～1.5リットルくらい、普通《ふつう》5～20回《かい》は出《で》るとされています。ですから、本来《ほんらい》おならが出《で》ること自体《じたい》は自然《しぜん》なことで、決《けっ》して恥《は》ずかしがるようなことではありません。また、我慢《がまん》しすぎると、便秘《べんぴ》や体調不良《たいちょうふりょう》の原因《げんいん》にもなります。

とはいえ、周《まわ》りの人《ひと》に音《おと》を聞《き》かれてしまったり、においが漏《も》れてしまったりすることは、やっぱりちょっと恥《は》ずかしいですよね？　せめてにおいの少《すく》ないおならをすることはできないものでしょうか？

実《じつ》は、なんと、おならのにおいも腸内細菌《ちょうないさいきん》に関係《かんけい》しているのです。腸内環《ちょうないかん》境《きょう》が良好《りょうこう》であれば、善玉菌《ぜんだまきん》が活躍《かつやく》して食《た》べ物《もの》を分解《ぶんかい》するため、発生《はっせい》するのは、無臭《むしゅう》の炭酸《たんさん》ガスや水素《すいそ》ガスです。一《いっ》方《ぽう》、腸内環境《ちょうないかんきょう》が悪化《あっか》すると、悪玉菌《あくだまきん》が働《はたら》いて分解《ぶんかい》するので、インドールやスカトールといった悪臭《あくしゅう》ガスが発生《はっせい》します。これらがくさいおならの原因《げんいん》となるのです。つまり良《よ》いうんちと同様《どうよう》に、善玉菌《ぜんだまきん》を増《ふ》やす食生《しょくせい》活《かつ》を心《こころ》がけ、腸内環境《ちょうないかんきょう》を健康《けんこう》に保《たも》つことで、おならのにおいを軽減《けいげん》することもできるというわけです。

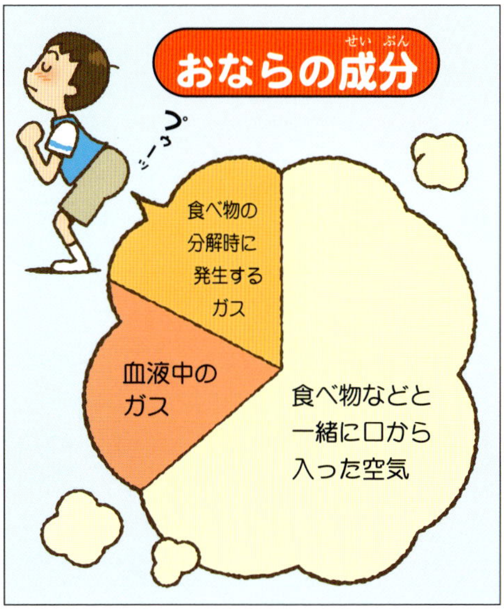
おならの成分《せいぶん》
プゥーッ
食べ物の分解時に発生するガス
血液中のガス
食べ物などと一緒に口から入った空気

3 良《よ》いうんちのための3つの力《ちから》:③うんちを出《だ》す力《ちから》

運動《うんどう》の大切《たいせつ》さ

精神的《せいしんてき》なコンディションと便意《べんい》は密接《みっせつ》な関係《かんけい》にあり、特定《とくてい》のトイレでしか排便《はいべん》できないという人《ひと》が少《すく》なくありません。さらに最近《さいきん》は、偏《かたよ》った食生活《しょくせいかつ》や不規則《ふきそく》な生活《せいかつ》で、便意《べんい》をもよおさなくなっている人《ひと》が増《ふ》えています。わたしがこれまで出《で》会《あ》った人《ひと》の中《なか》で、便秘期間《べんぴきかん》の最長記録《さいちょうきろく》は、なんと1か月《げつ》！　もちろんこうなると、自力《じりき》で排《はい》せつするのは無理《むり》で、医療機関《いりょうきかん》に頼《たよ》るしかありません。

このような状態《じょうたい》になる前《まえ》にうんちを自力《じりき》で出《だ》すためには、心《こころ》の健康《けんこう》はもちろん、腹筋《ふっきん》や腸腰筋《ちょうようきん》を鍛《きた》えることが大切《たいせつ》です。腸《ちょう》を刺激《しげき》してうんちを送《おく》り出《だ》すための蠕動運動《ぜんどううんどう》*は大脳《だいのう》からの指令《しれい》で起《お》こりますが、最終的《さいしゅうてき》に押《お》し出《だ》すひとふんばりには、腹筋《ふっきん》や腸腰筋《ちょうようきん》の機能《きのう》が求《もと》められます。成人女性《せいじんじょせい》に

部活動《ぶかつどう》やその他《た》の自由時間《じゆうじかん》に、体《からだ》を動《うご》かす遊《あそ》びをしているか

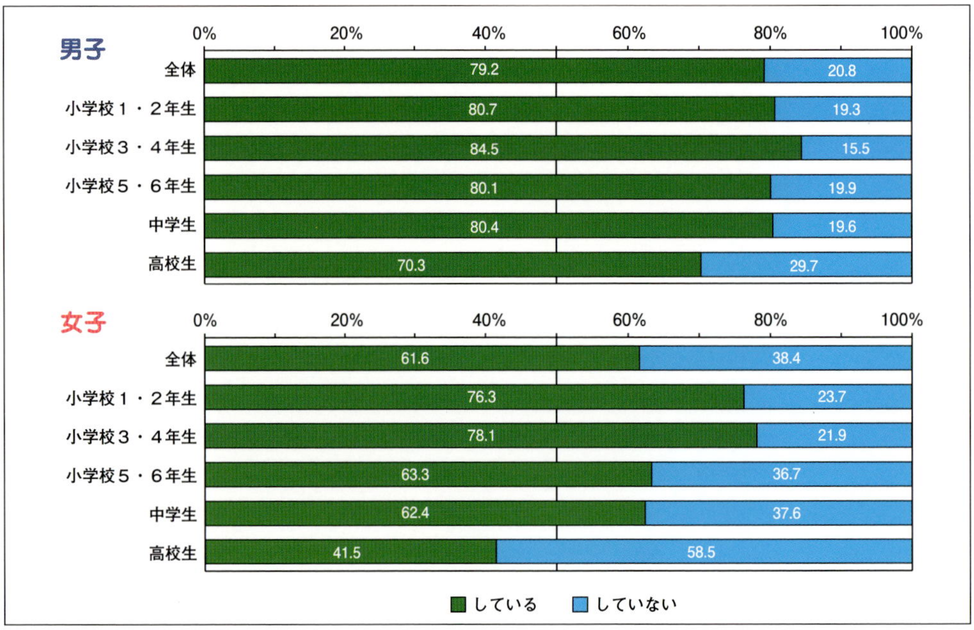

男子
0%
20%
40%
60%
80%
100%
全体 79.2 20.8
小学校1・2年生 80.7 19.3
小学校3・4年生 84.5 15.5
小学校5・6年生 80.1 19.9
中学生 80.4 19.6
高校生 70.3 29.7
女子
0%
20%
40%
60%
80%
100%
全体 61.6 38.4
小学校1・2年生 76.3 23.7
小学校3・4年生 78.1 21.9
小学校5・6年生 63.3 36.7
中学生 62.4 37.6
高校生 41.5 58.5
している
していない

出典：(財)日本学校保健会「平成18年度　児童生徒の健康状態サーベイランス事業報告書」(2008年) より

便秘《べんぴ》が多《おお》いのは、運動《うんどう》が嫌《きら》いで、腸《ちょう》の周《まわ》りの筋肉《きんにく》が衰《おとろ》えている人《ひと》が多《おお》いのも一因《いちいん》だそうです。ハリウッドの映画《えいが》女優《じょゆう》のように、腹筋《ふっきん》が割《わ》れるほど鍛《きた》える必要《ひつよう》はありませんが、自分《じぶん》のうんちを排《はい》せつするくらいの力《ちから》はつけてほしいですね。

子《こ》どもの場合《ばあい》も、運動不足《うんどうぶそく》は便秘《べんぴ》やヒョロヒョロうんちの原因《げんいん》になります。日頃《ひごろ》から、便秘《べんぴ》やヒョロヒョロうんちで悩《なや》んでいる人《ひと》は、まずは、歩《ある》くことから始《はじ》めてください。健康《けんこう》のためには、できれば1日《にち》に、そうですねぇ、9,000歩《ぽ》以《い》上《じょう》歩《ある》きましょう。歩《ある》くことはとても大事《だいじ》です。歩《ある》かない習慣《しゅうかん》が筋肉《きんにく》の衰《おとろ》えや肥満《ひまん》を促進《そくしん》していくのです。エレベーターを使《つか》わずに階段《かいだん》を使《つか》うなど、ちょっとしたことの積《つ》み重《かさ》ねで運動量《うんどうりょう》はぐんと増《ふ》えます。挑戦《ちょうせん》してみてください。

また、便意《べんい》をもよおしたときに我慢《がまん》を繰《く》り返《かえ》していると、習慣的《しゅうかんてき》な便秘《べんぴ》になってしまうことを忘《わす》れてはいけません。自然《しぜん》のメカニズムに逆《さか》らうことなく、規則《きそく》正《ただ》しい生活《せいかつ》の中《なか》に「うんちングタイム」(うんちをする時間《じかん》)を組《く》み込《こ》むことが大切《たいせつ》です。

＊蠕動運動＝消化管などの収縮運動。

腸腰筋《ちょうようきん》とは

腸腰筋《ちょうようきん》とは、大腰筋《だいようきん》、小腰筋《しょうようきん》、腸骨《ちょうこつ》筋《きん》の3つの筋肉《きんにく》のことで、脊柱《せきちゅう》、骨盤《こつばん》、股関節《こかんせつ》をつなぐ大《おお》きな役目《やくめ》をしています。一方《いっぽう》で、この筋肉《きんにく》こそが便秘解《べんぴかい》消《しょう》にきわめて重要《じゅうよう》な機能《きのう》を有《ゆう》しています。「うんちを押《お》し出《だ》す力《ちから》は、腸腰《ちょうよう》筋《きん》にあり」と言《い》っても過言《かごん》ではありません。

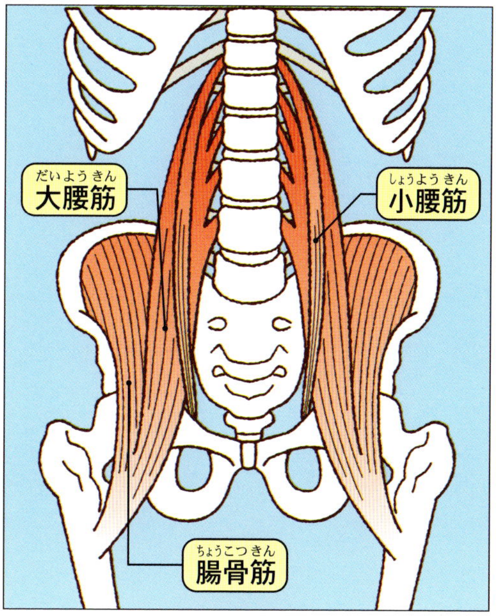
大腰筋《だいようきん》
小腰筋《しょうようきん》
腸骨筋《ちょうこつきん》

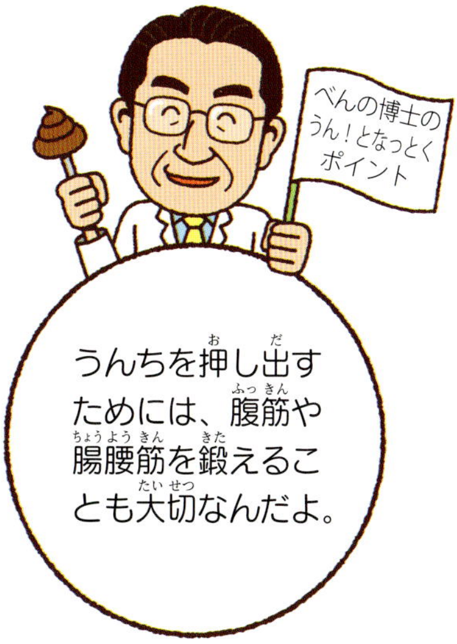
べんの博士の
うん！となっとく
ポイント
うんちを押《お》し出《だ》すためには、腹筋《ふっきん》や腸腰筋《ちょうようきん》を鍛《きた》えることも大切《たいせつ》なんだよ。

腸腰筋《ちょうようきん》を鍛《きた》える"祝便体操《しゅくべんたいそう》"に挑戦《ちょうせん》

この体操《たいそう》は、日頃《ひごろ》から運動不足《うんどうぶそく》に悩《なや》む人《ひと》を対象《たいしょう》に無理《むり》なくできるように考《かんが》えたものです。特《とく》にいすに座《すわ》ってできる体操《たいそう》を、日常生活《にちじょうせいかつ》の中《なか》に気軽《きがる》に取《と》り入《い》れてみてはいかがでしょうか。必《かなら》ずや効果《こうか》ありと太鼓判《たいこばん》を押《お》します。

①

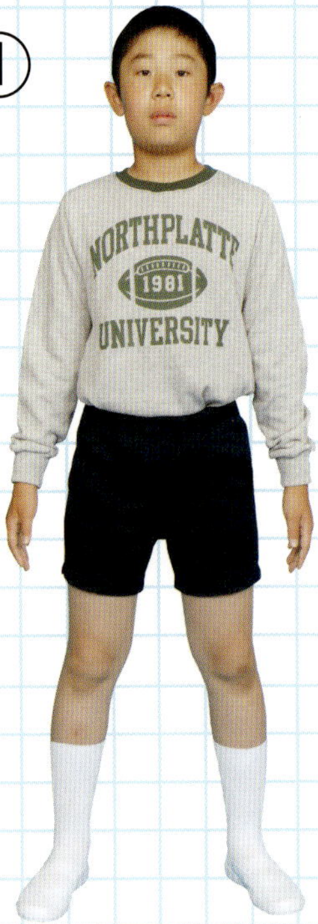

両足《りょうあし》を肩幅《かたはば》ぐらいに開《ひら》いて、背筋《せすじ》を伸《の》ばす。

②

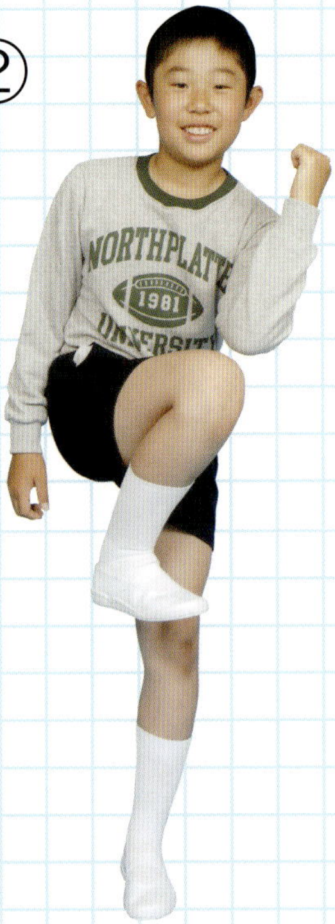

背筋《せすじ》を伸《の》ばしたまま、右《みぎ》ひざをひねるようにゆっくりと上《あ》げて、左《ひだり》ひじに付《つ》ける。同《おな》じように、左《ひだり》ひざをゆっくりとひねり上《あ》げて、右《みぎ》ひじに付《つ》ける。これを左右交《さゆうこう》互《ご》に5回《かい》ずつ行《おこな》う。

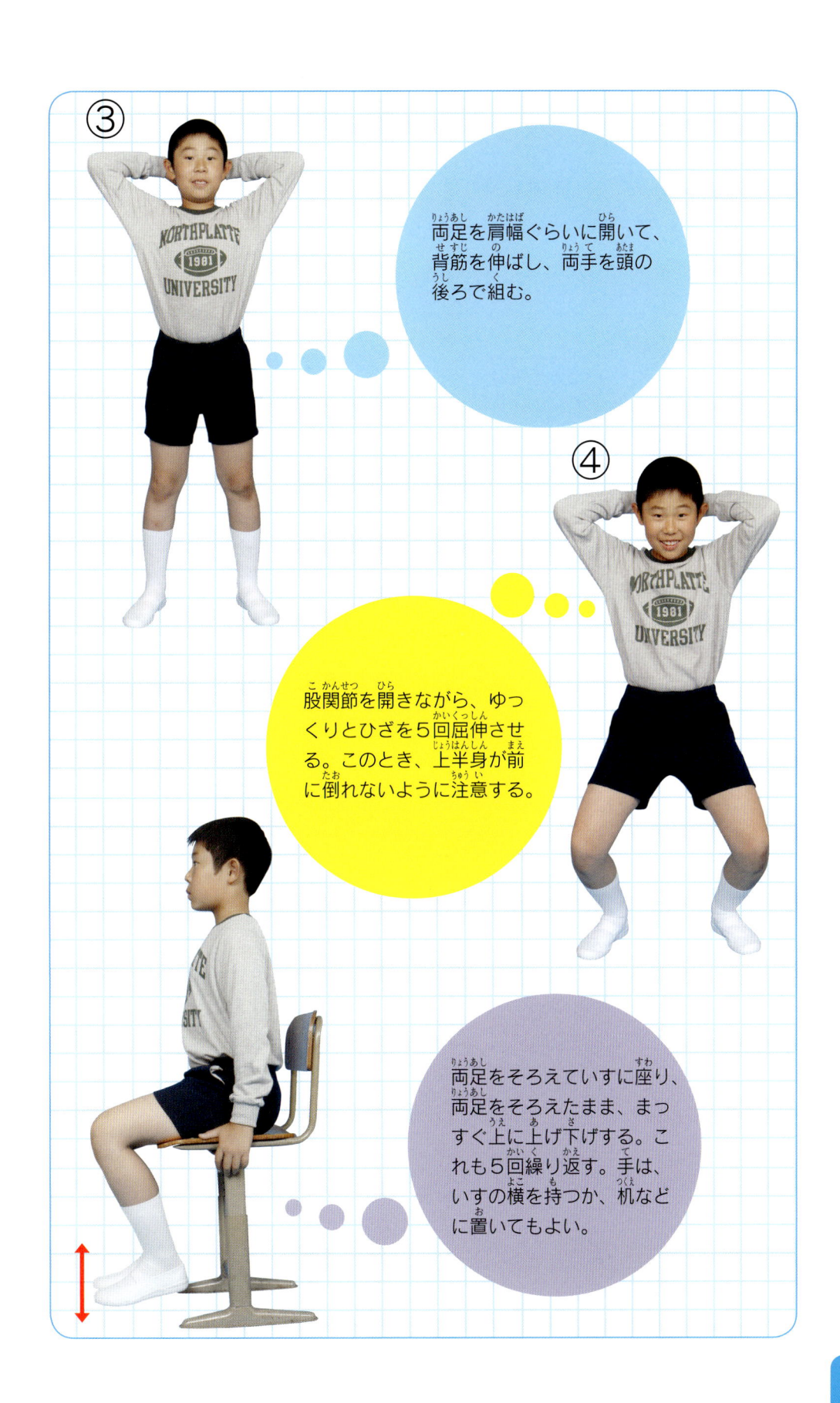

③

両足《りょうあし》を肩幅《かたはば》ぐらいに開《ひら》いて、背筋《せすじ》を伸《の》ばし、両手《りょうて》を頭《あたま》の後《うし》ろで組《く》む。

④

股関節《こかんせつ》を開《ひら》きながら、ゆっくりとひざを５回屈伸《かいくっしん》させる。このとき、上半身《じょうはんしん》が前《まえ》に倒《たお》れないように注意《ちゅうい》する。

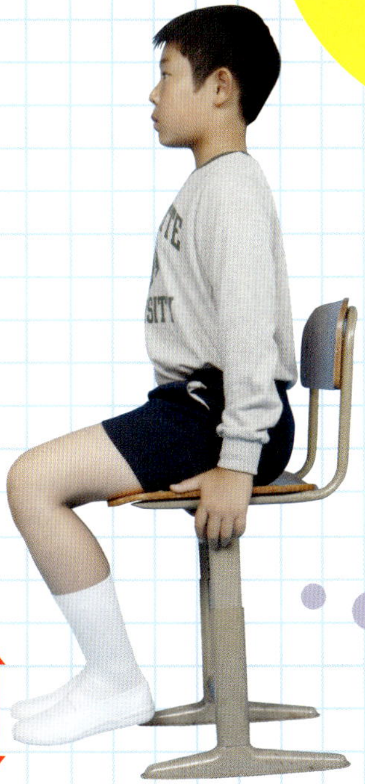

両足《りょうあし》をそろえていすに座《すわ》り、両足《りょうあし》をそろえたまま、まっすぐ上《うえ》に上《あ》げ下《さ》げする。これも５回繰《かいく》り返《かえ》す。手《て》は、いすの横《よこ》を持《も》つか、机《つくえ》などに置《お》いてもよい。

うんち、我慢《がまん》することなかれ

17世紀《せいき》までのフランスでは、道端《みちばた》はもちろん、宮殿《きゅうでん》であれ劇場《げきじょう》であれ、人《ひと》は尿意《にょうい》や便意《べんい》をもよおすと、即《そく》その場《ば》がトイレになったそうです。排《はい》せつすることに対《たい》してしゅう恥心《ちしん》がない社会《しゃかい》であったため、だれも我慢《がまん》などしなかったとされています。ところが18世紀《せいき》になると排《はい》せつに対《たい》するしゅう恥心《ちしん》が生《う》まれ、人前《ひとまえ》で用《よう》を足《た》すことは恥《は》ずべきこととする風潮《ふうちょう》が広《ひろ》まったとされています。このため貴婦人《きふじん》たちは、外《そと》で便意《べんい》をもよおさないように、舞踏会《ぶとうかい》や観劇《かんげき》の前《まえ》には食事《しょくじ》を抜《ぬ》き、もよおしても外《そと》では我慢《がまん》するようになったそうです。この「我慢《がまん》」こそが、便秘《べんぴ》の始《はじ》まりと言《い》われています。

排便《はいべん》を促《うなが》す腸《ちょう》の蠕動運動《ぜんどううんどう》は、１日《にち》に１～２回程度《かいていど》しか起《お》こりません。せっかく便意《べんい》をもよおしても、そのときにきちんと出《だ》さなければ、腸《ちょう》は次第《しだい》に便意《べんい》を脳《のう》に伝《つた》えなくなり、ついには便意《べんい》をもよおさなくなってしまうのです。便意《べんい》を感《かん》じても、「忙《いそが》しくてトイレに行《い》く時間《じかん》がない」、または「外《そと》のトイレでは緊張《きんちょう》してできないので我慢《がまん》してしまう……」、このような生活《せいかつ》は本当《ほんとう》に危険《きけん》です。

元気《げんき》にうんちができることは素晴《すば》らしいことです。今《いま》すぐライフスタイルを見直《みなお》し、朝食《ちょうしょく》を食《た》べてゆっくりトイレに行《い》く習慣《しゅうかん》をつけなければ、いずれとんでもないことになってしまいますぞ。

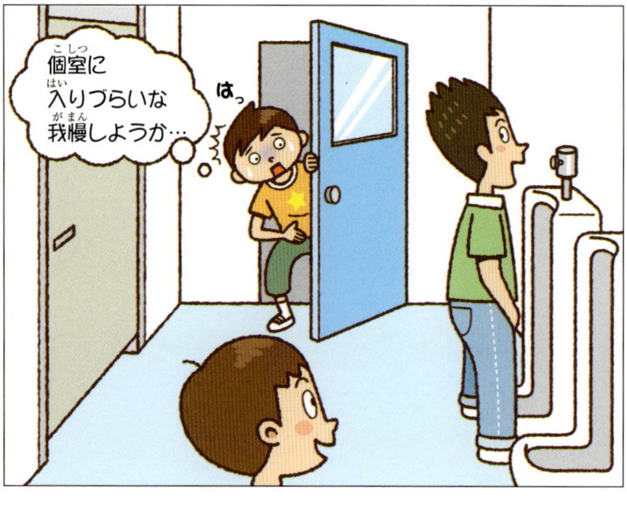

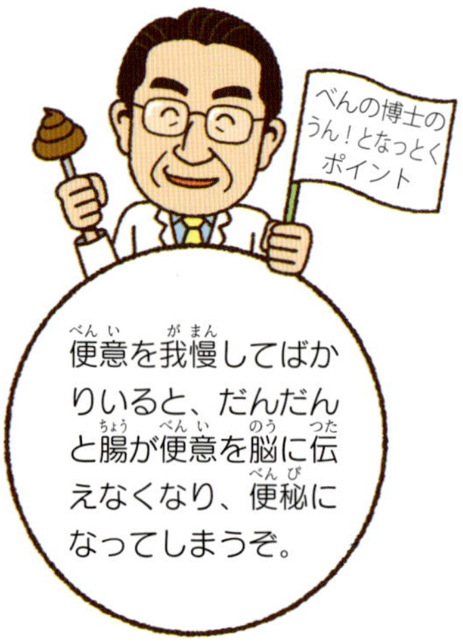

べんの博士《はかせ》の1日《にち》

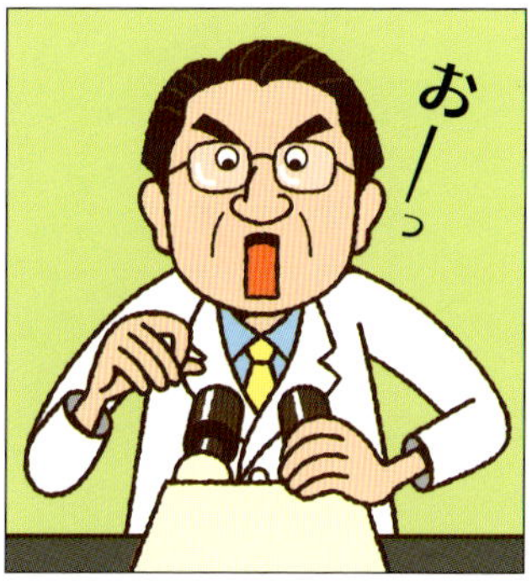

この本《ほん》の筆者《ひっしゃ》のひとり、べんの博士《はかせ》は、世界《せかい》的《てき》な腸内細菌《ちょうないさいきん》の研究者《けんきゅうしゃ》です。菌《きん》の種類《しゅるい》や働《はたら》きとその人《ひと》の健康状態《けんこうじょうたい》との関係《かんけい》を解明《かいめい》することで、病気《びょうき》の予防《よぼう》や健康増進《けんこうぞうしん》に役立《やくだ》てる研究《けんきゅう》を行《おこな》っています。これまでに博士《はかせ》が発見《はっけん》し、名前《なまえ》をつけた細菌《さいきん》もたくさんいるそうです。ここでは、そんな博士《はかせ》の毎日《まいにち》の生活《せいかつ》の様子《ようす》を紹介《しょうかい》します。

博士《はかせ》は、毎朝《まいあさ》5時半過《じはんす》ぎに起《お》きます。起床後《きしょうご》、トイレ（小《しょう》）を済《す》ませてから、日課《にっか》であるウオーキングの準備《じゅんび》をします。だいたい5キロメートルぐらいを早足《はやあし》で歩《ある》いた後《あと》、ストレッチや体操《たいそう》をします。歩《ある》いているうちに自然《しぜん》と汗《あせ》が出《で》てくるのが、とても気持《きも》ちいいそうです。

運動《うんどう》の後《あと》は、朝食《ちょうしょく》。毎朝欠《まいあさか》かさないのが、野菜《やさい》たっぷりのスープとリンゴなどのくだもの、そして、豆乳《とうにゅう》・バナナ・抹茶《まっちゃ》を加《くわ》えたヨーグルト（約《やく》400グラム）です。朝食《ちょうしょく》は必《かなら》ずとるようにし、よくかむことを心《こころ》がけているそうです。

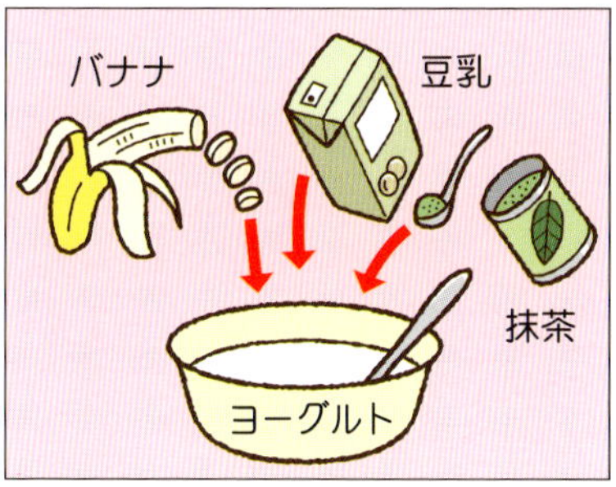

朝食《ちょうしょく》を食《た》べた後《あと》が、うんちタイムです。なんと、毎日《まいにち》20～25センチメートルの黄《こ》金色《がねいろ》（？）のピカピカ・バナナうんちが3本《ぼん》ぐらい出《で》るという博士《はかせ》。うんちがすっきり出《で》ると、気《き》持《も》ちもスカッとし、まるで雲《くも》の上《うえ》を歩《ある》いているようなゆったりとした気分《きぶん》になるとか。そして、なんとなくお尻《しり》が温《あたた》かくなってくるような感《かん》じがして、「健康《けんこう》であることの幸《しあわ》せを感《かん》じる」そうです。

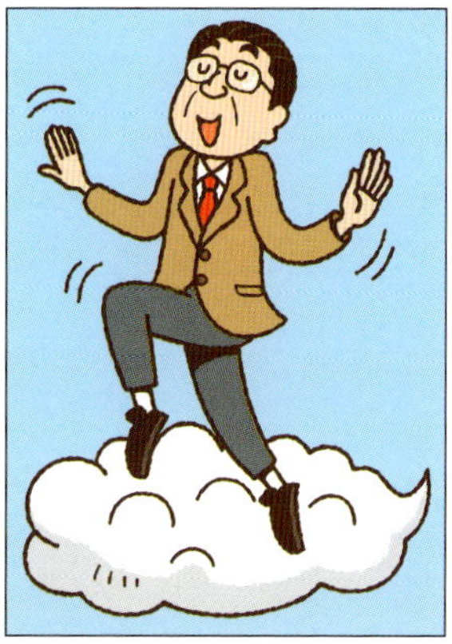

さて、身《み》も心《こころ》もすっきりした後《あと》は出勤《しゅっきん》です。出《しゅっ》勤途中《きんとちゅう》も、また研究《けんきゅう》や論文作成《ろんぶんさくせい》などに忙《いそが》しい仕事《しごと》

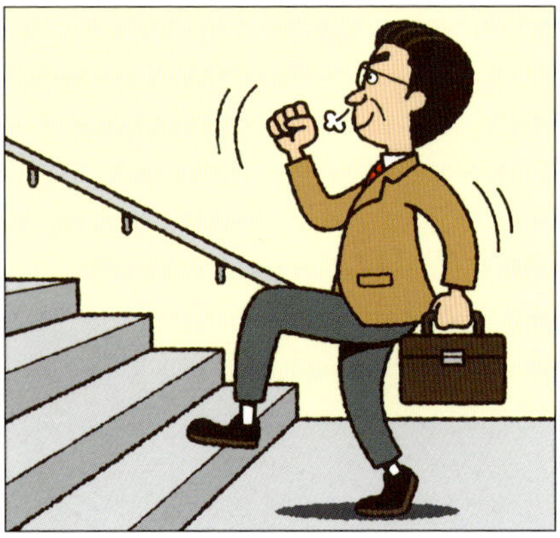

中《ちゅう》も、できるだけ歩《ある》くことを心《こころ》がけ、1日《にち》10,000歩《ぽ》を確保《かくほ》します。また、ちょっとした空《あ》き時間《じかん》などに、腸《ちょう》の周《まわ》りの筋肉《きんにく》を鍛《きた》える祝便体操《しゅくべんたいそう》をすることもあるそうです。

昼食《ちゅうしょく》や夕食《ゆうしょく》でも、野菜中心《やさいちゅうしん》のメニューを選《えら》びます（昼食《ちゅうしょく》では納豆《なっとう》とオクラを必《かなら》ず食《た》べるそうです）。どちらも、ゆっくり、よくかんで食《た》べることは言《い》うまでもありません。食事以外《しょくじいがい》に仕事中《しごとちゅう》の間食《かんしょく》はしないそうですが、水《みず》やお茶《ちゃ》などの水分《すいぶん》は意識的《いしきてき》にとるようにしているそうです。午後《ごご》8時以降《じいこう》は食《た》べ物《もの》は口《くち》にしないという博士《はかせ》。こうした毎日《まいにち》の規則正《きそくただ》しい食生活《しょくせいかつ》と運動習慣《うんどうしゅうかん》が、ピカピカのバナナうんちにつながっているのでしょう。もちろん体調《たいちょう》もバッチリ。忙《いそが》しい毎日《まいにち》でも、博士《はかせ》はいつも元《げん》気《き》ハツラツです。

さあ、みなさんも博士《はかせ》を見習《みなら》って、めざせ！　バナナうんち。

べんの博士《はかせ》からのメッセージ

うんちを出《だ》すときに痛《いた》かったりすると、ちょっと怖《こわ》くなりますよね。痛《いた》みもなく、気持《きも》ちよくストーンストーンと出《だ》すことができるように、良《よ》いうんちをデザインすること（3つのうんち力《りょく》）にトライしてください。出《だ》したうんちを観察《かんさつ》することも忘《わす》れないでね。

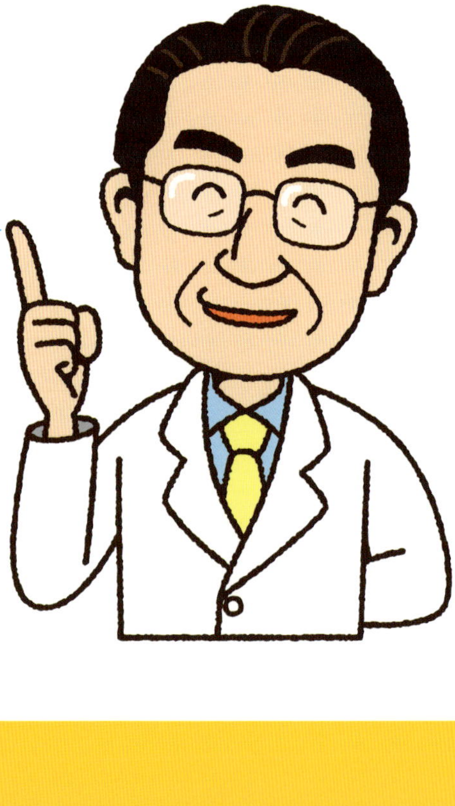

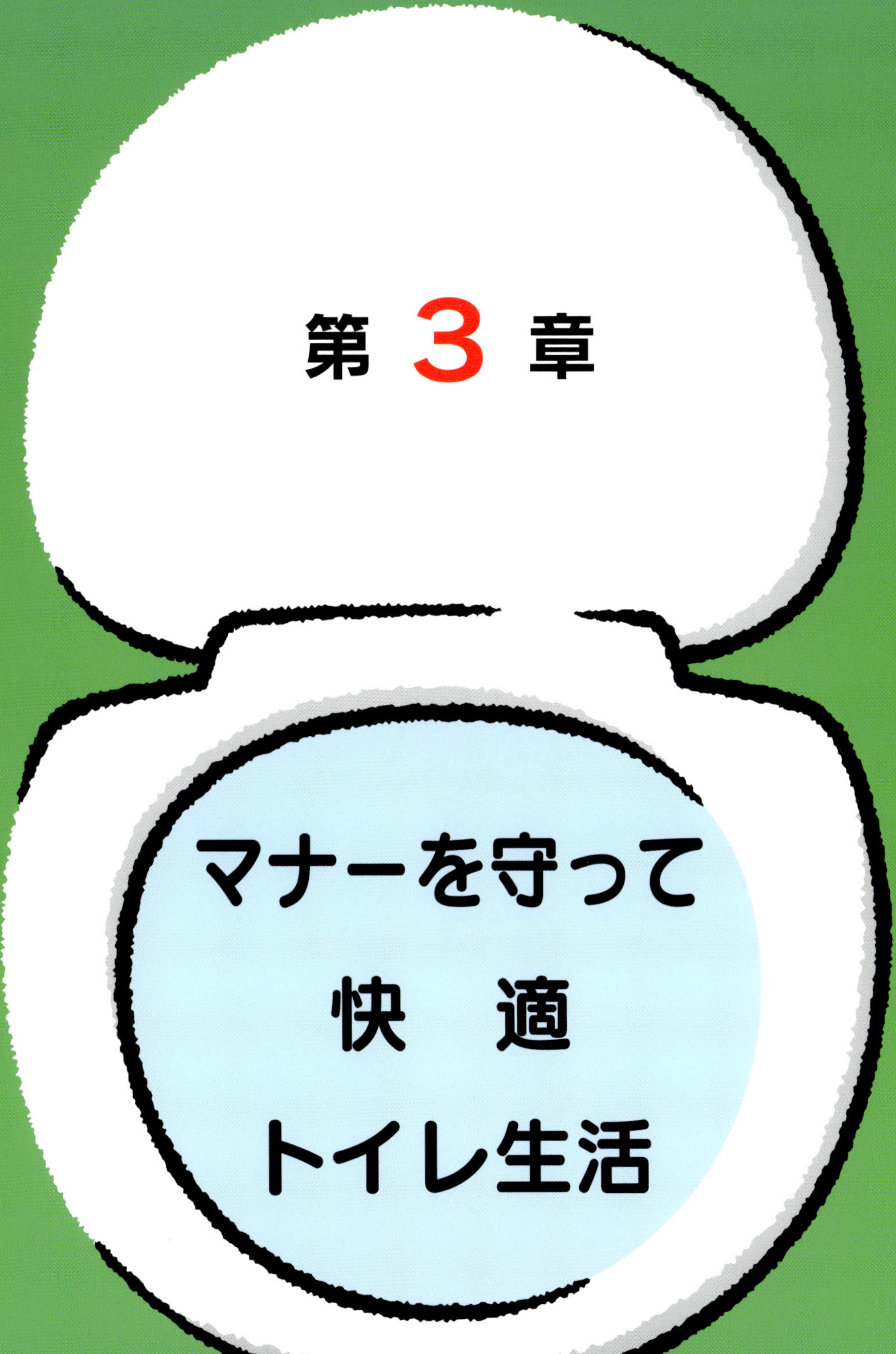

第3章

マナーを守って快適トイレ生活

1 洋式《ようしき》トイレの使《つか》い方《かた》

1963年《ねん》ごろから洋式便器《ようしきべんき》が増《ふ》えはじめ、1975年《ねん》には和式便器《わしきべんき》と洋式便器《ようしきべんき》の出荷比率《しゅっかひりつ》がほぼ同《おな》じになりました。洋式《ようしき》トイレが普及《ふきゅう》した理由《りゆう》としては、生活《せいかつ》スタイルがいすに座《すわ》るものに変化《へんか》したことに加《くわ》え、洋式《ようしき》トイレの方《ほう》が便器内《べんきない》に水《みず》がたまっている部分《ぶぶん》が深《ふか》いため、においの発散《はっさん》や汚《よご》れの付着防止《ふちゃくぼうし》に効果的《こうかてき》という意見《いけん》があります。ちなみに、最近《さいきん》では、水資源《みずしげん》を有効活用《ゆうこうかつよう》するために、便器《べんき》の節水化《せっすいか》が進《すす》められており、最新《さいしん》のタイプでは１回《かい》流《なが》すのに使《つか》う水量《すいりょう》は約《やく》4.8リットルです。現在《げんざい》、使用《しよう》されている便器《べんき》の多《おお》くは１回当《かいあ》たり約《やく》13リットルも使《つか》いますので、節水化《せっすいか》はとても重要《じゅうよう》です。

2007年《ねん》に首都圏《しゅとけん》の家庭《かてい》275件《けん》に対《たい》して、トイレの実態調査《じったいちょうさ》を行《おこな》った結果《けっか》では、洋式《ようしき》トイレは273件《けん》で、和式《わしき》トイレが１件《けん》、両方《りょうほう》あると回答《かいとう》した家庭《かてい》が１件《けん》でした。温水洗浄便座《おんすいせんじょうべんざ》があるという家庭《かてい》は61％で、子《こ》どもが使《つか》っているという家庭《かてい》は28％でした。さらに、家庭内《かていない》でトイレットペーパーの使《つか》い方《かた》を教育《きょういく》しているかという問《と》いに対《たい》しては、教育《きょういく》していると回答《かいとう》したのは68％、教育《きょういく》していないは30％、無回答《むかいとう》は２％でした。

トイレマナーも含《ふく》め、トイレの正《ただ》しい使《つか》い方《かた》を知《し》ることは大切《たいせつ》なことです。

洋式《ようしき》トイレ

写真提供：TOTO株式会社（２点とも）

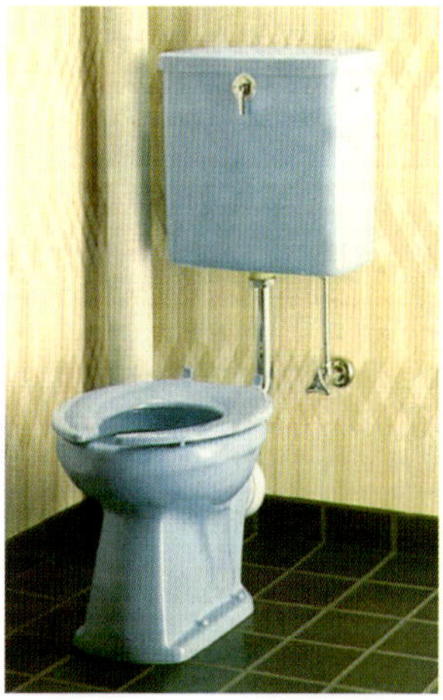

1970年代の洋式便器

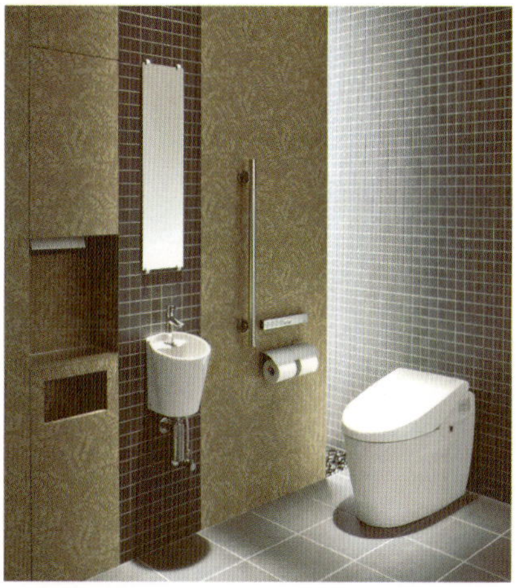

最近では節水にも力が注がれている

洋式《ようしき》トイレの使《つか》い方《かた》

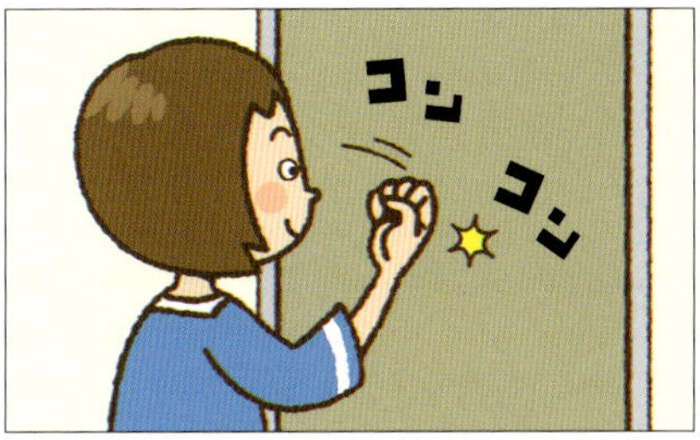

①ノックをする

空《あ》いているかどうかがわかりにくいトイレもあります。扉《とびら》が閉《し》まっている場合《ばあい》は、まずノックをする習慣《しゅうかん》を身《み》につけましょう。

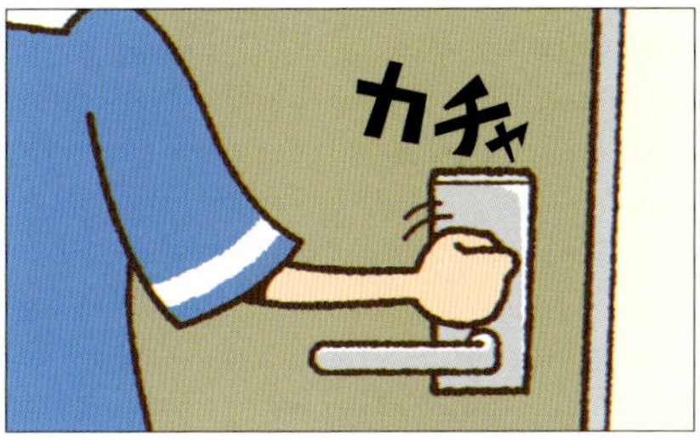

②カギをかける

学校《がっこう》のトイレで洋式《ようしき》トイレの場合《ばあい》、扉《とびら》はほとんどが外開《そとびら》きです。カギをかけたら、開《あ》かないかどうかをチェックしましょう。

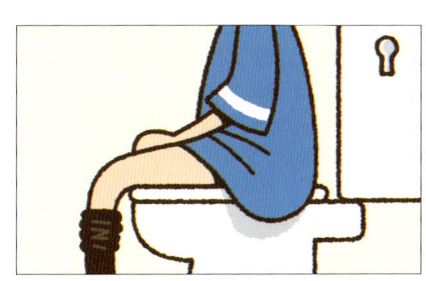

③真《ま》ん中《なか》に座《すわ》る

便座《べんざ》は壊《こわ》れやすいので、便座《べんざ》の上《うえ》にしゃがんではいけません。便座《べんざ》を汚《よご》さないようにするために真《ま》ん中《なか》に座《すわ》ることが大切《たいせつ》です。

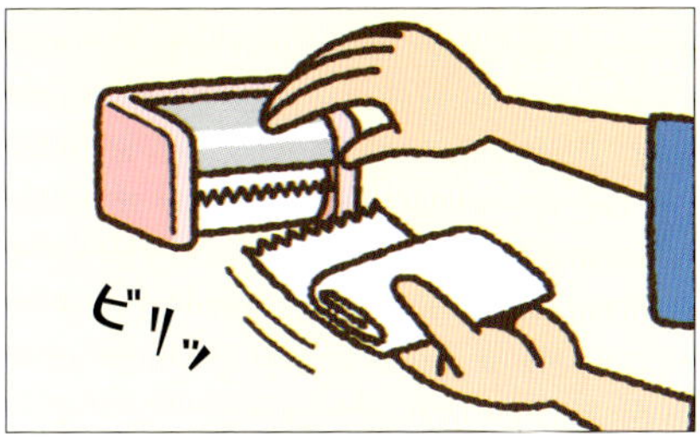

④トイレットペーパーは使《つか》う分《ぶん》だけ

紙《かみ》は貴重《きちょう》な資源《しげん》です。必要《ひつよう》な分《ぶん》だけ取《と》り、大切《たいせつ》に使《つか》いましょう。きれいに切《き》り取《と》ることもエチケットです。トイレットペーパーがなくなったら、補充《ほじゅう》しましょう。

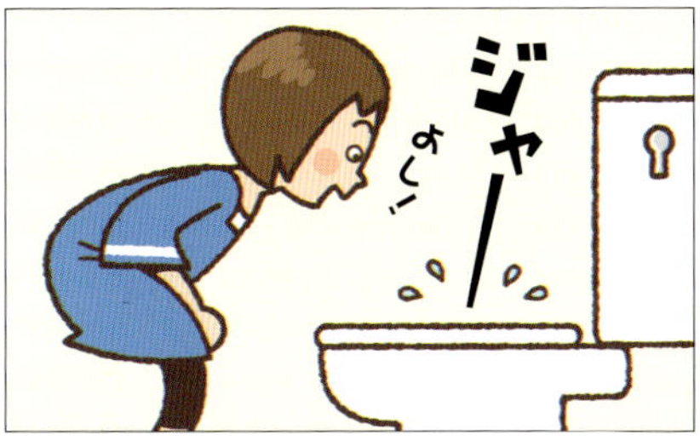

⑤きちんと流《なが》す

自動的《じどうてき》に洗浄《せんじょう》する便器《べんき》もありますが、流《なが》し忘《わす》れていないか、流《なが》し切《き》ったかどうかの確認《かくにん》も必要《ひつよう》です。汚《よご》した場合《ばあい》は掃除《そうじ》しましょう。

⑥手《て》を洗《あら》う　インフルエンザ等《とう》の感染症《かんせんしょう》予防《よぼう》にも手洗《てあら》いは重要《じゅうよう》です。洗面台《せんめんだい》を水浸《みずびた》しにしないようにしましょう。

2 和式《わしき》トイレの使《つか》い方《かた》

今《いま》の子《こ》どもたちの多《おお》くは、洋式《ようしき》トイレで育《そだ》っているため、小学校《しょうがっこう》に入《はい》って初《はじ》めて和式《わしき》トイレを知《し》るということが少《すく》なくないと思《おも》います。そのため、和式《わしき》トイレの使《つか》い方《かた》がわからず、反対向《はんたいむ》きにしゃがんだり、床《ゆか》にぺったりと座《すわ》り込《こ》んでしまったりする子《こ》どもがいるという話《はなし》を聞《き》きます。また、使《つか》い慣《な》れないために、緊張《きんちょう》してうんちが出《で》ないという場合《ばあい》もあるようです。正《ただ》しいトイレの使《つか》い方《かた》を知《し》らないことは、トイレを汚《よご》す原因《げんいん》になります。おとなでも和式《わしき》から洋式《ようしき》に変《か》わったとき、便座《べんざ》の上《うえ》にしゃがんでしまうなど様々《さまざま》なエピソードがあったことを思《おも》い出《だ》します。やはり、洋式《ようしき》トイレと和《わ》式《しき》トイレの両方《りょうほう》を使《つか》えるようにしておくことが重要《じゅうよう》です。災害時用《さいがいじよう》のトイレは和式《わしき》が多《おお》いですし、アジア地域《ちいき》の国《くに》ではしゃがみ式《しき》に出会《であ》う機会《きかい》も少《すく》なくありません。いろいろなトイレに対応《たいおう》できるようにしておくことは、自《じ》分《ぶん》の健康《けんこう》を維持《いじ》するうえでとても大切《たいせつ》です。和式《わしき》トイレには、足腰《あしこし》が鍛《きた》えられる、バランス感覚《かんかく》が養《やしな》われるなどのメリットもあると言《い》われていますので、いざというときのために正《ただ》しい使《つか》い方《かた》を身《み》につけておきましょう。

和式《わしき》トイレ

写真提供：TOTO株式会社（2点とも）

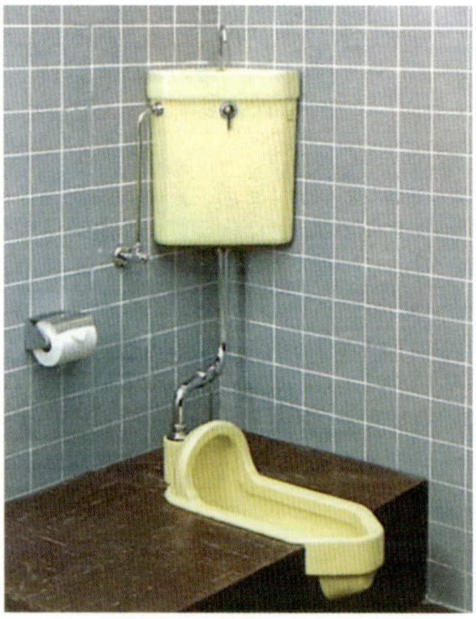

1970年代の和式便器

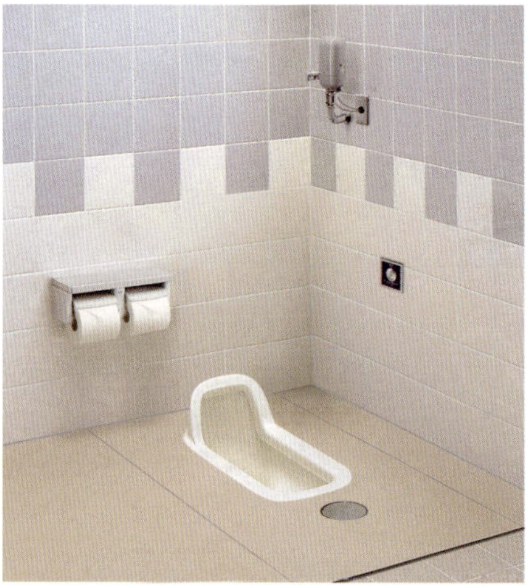

現在も、災害時やアジア地域旅行時には、和式を使うことが多い

和式《わしき》トイレの使《つか》い方《かた》

①ノックをする

②カギをかける

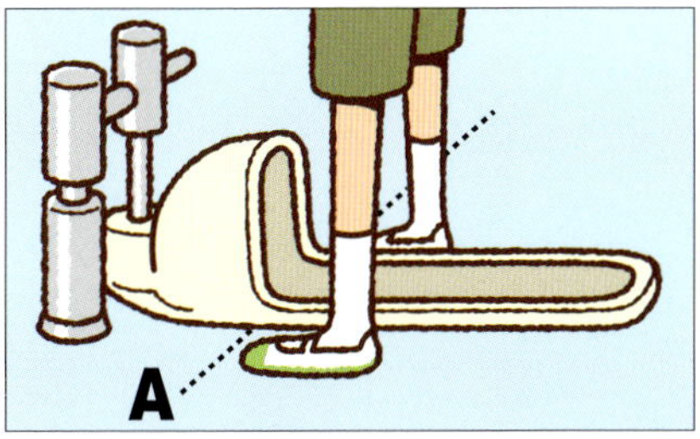
A

③足《あし》の置《お》き場所《ばしょ》を決《き》める

つま先《さき》を、左図《さず》のAのラインに合《あ》わせるように足《あし》を置《お》きます。しゃがんだときに前《ぜん》後《ご》にはみ出《だ》さないかどうか確認《かくにん》しましょう。

④トイレットペーパーは使《つか》う分《ぶん》だけ

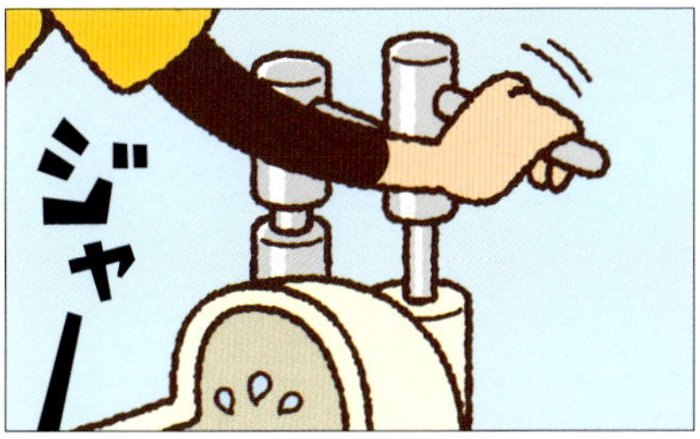
ジャー

⑤洗浄《せんじょう》レバーは手《て》で押《お》す

レバーを足《あし》で踏《ふ》むと壊《こわ》れる可能性《かのうせい》がありますし、汚《よご》れてしまうので、手《て》で押《お》しましょう。

⑥手《て》を洗《あら》う

こんなことをするのはマナー違反《いはん》

・トイレットペーパー以外《いがい》のものを流《なが》す。

・汚《よご》したままにする。

・うんちをはみ出《だ》したままにする。

・トイレットペーパーを丸《まる》ごと流《なが》す。

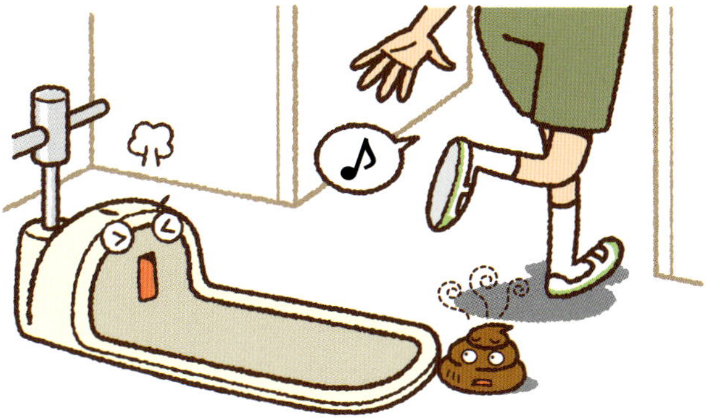

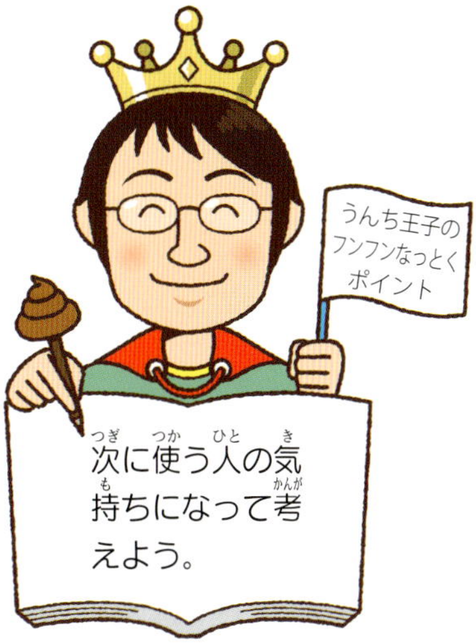
うんち王子の
フンフンなっとく
ポイント
次《つぎ》に使《つか》う人《ひと》の気《き》持《も》ちになって考《かんが》えよう。

3 いろいろなトイレを見《み》てみよう

街《まち》にトイレがなかったら、わたしたちは安心《あんしん》して外出《がいしゅつ》することができません。多《おお》くの人《ひと》が野外《やがい》で排《はい》せつしたら、街中《まちじゅう》が不衛生《ふえいせい》になり、感染症《かんせんしょう》などの病気《びょうき》がまん延《えん》してしまいます。人《ひと》が集《あつ》まる場所《ばしょ》にはトイレが必要《ひつよう》です。そのため、街《まち》には公衆《こうしゅう》トイレがあり、駅《えき》や高速道路《こうそくどうろ》のサービスエリア、デパートなどにもトイレがあります。これらのトイレには、より多《おお》くの人《ひと》が安心《あんしん》して快適《かいてき》に利用《りよう》できるように様々《さまざま》な機能《きのう》が求《もと》められます。車《くるま》いすを使用《しよう》している人《ひと》や、子《こ》ども連《づ》れ、お年寄《としよ》りなど、だれもが利用《りよう》できるトイレは一《いっ》般的《ぱんてき》に多目的《たもくてき》トイレと呼《よ》ばれています。下《した》の写真《しゃしん》は東京都千代田区《とうきょうとちよだく》にある公衆《こうしゅう》トイレの多目的《たもくてき》トイレです。トイレ内《ない》には手《て》すりやオムツ替《が》えなどができる台《だい》、オストメイト（人工肛門《じんこうこうもん》）の方《かた》が利用《りよう》できるシンクも備《そな》わっています。

多目的《たもくてき》トイレ

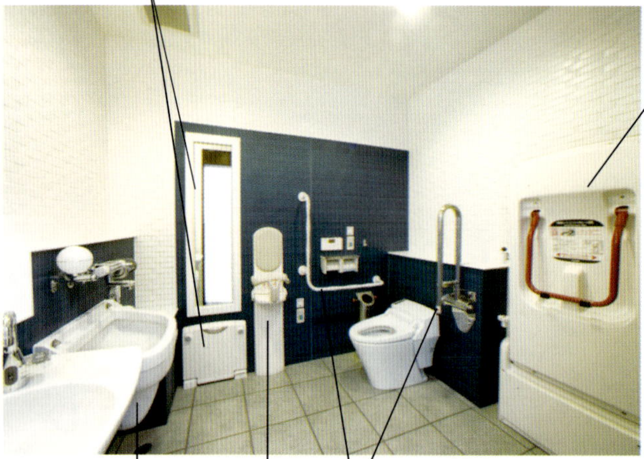
着替え用の台と鏡
オムツ替え等のための台
オストメイト用シンク
チャイルドシート
お年寄りや障がいのある人のための手すり

写真提供：千代田区広報広聴課

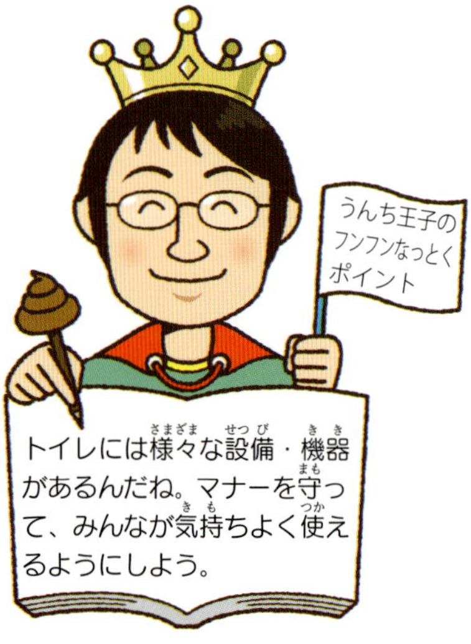
うんち王子のフンフンなっとくポイント
トイレには様々《さまざま》な設備《せつび》・機器《きき》があるんだね。マナーを守《まも》って、みんなが気持《きも》ちよく使《つか》えるようにしよう。

また、地震時《じしんじ》におけるトイレ対策《たいさく》はとても大切《たいせつ》です。地震《じしん》が起《お》きると、建物《たてもの》が壊《こわ》れなくても、トイレの給水管《きゅうすいかん》や排水管《はいすいかん》が損傷《そんしょう》する場合《ばあい》が多《おお》くあります。つまり、水洗《すいせん》トイレが利用《りよう》できなくなってしまいます。新潟県中越《にいがたけんちゅうえつ》地震《じしん》の際《さい》には、屋外《おくがい》に設置《せっち》された狭《せま》くて暗《くら》い仮設《かせつ》トイレに行《い》くことを避《さ》けるために、水分摂取《すいぶんせっしゅ》を控《ひか》えたことなどが原因《げんいん》でエコノミークラス症候群《しょうこうぐん》*となり、命《いのち》を落《お》とす人《ひと》も少《すく》なくありませんでした。このような事態《じたい》に対応《たいおう》できるトイレが開発《かいはつ》されていますので、その一部《いちぶ》をご紹介《しょうかい》します。

＊脱水や長時間同じ姿勢でいることなどが原因でできた血の塊が、肺の血管を詰まらせて起こる急性肺血栓塞栓症の一種。

緊急時《きんきゅうじ》のトイレ

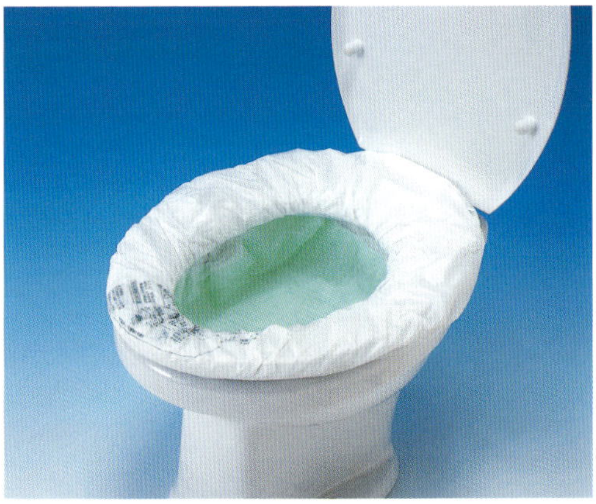

携帯用トイレ：袋の中に吸水シートが付いており、小便を吸収し、大便をつつみ込むことができる。写真のように、故障した便器などにかぶせて使用する。

写真提供：株式会社 総合サービス

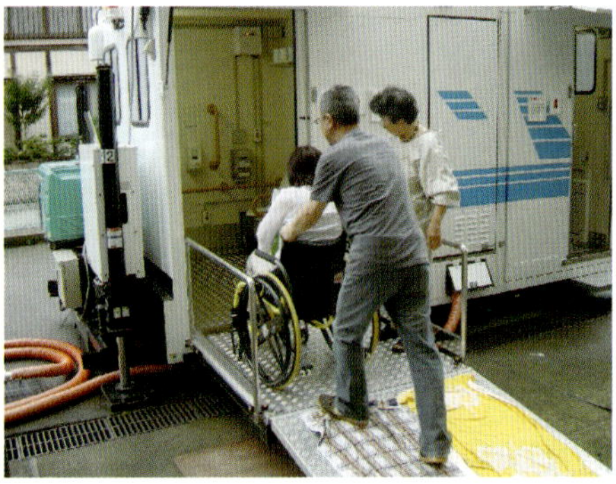

災害用トイレカー：トラックに積んですぐに移動できる。飛行機のトイレのような超節水便器を備えている。写真のタイプは、車いすの人も使いやすくなっている。

写真提供：国土交通省北陸地方整備局北陸技術事務所

途上国《とじょうこく》のトイレ事情《じじょう》

世界中《せかいじゅう》には衛生的《えいせいてき》なトイレを利用《りよう》できない人《ひと》が25億人《おくにん》もいます。このうち12億人《おくにん》は野外《やがい》で排《はい》せつしていると言《い》われています。トイレがないことで衛生状態《えいせいじょうたい》が悪《わる》くなると、体調《たいちょう》を崩《くず》したり、乳幼児《にゅうようじ》の死亡率《しぼうりつ》の増加《ぞうか》にもつながります。途上国《とじょうこく》では、安全《あんぜん》な水《みず》とトイレなどがない非衛生的《ひえいせいてき》な環境《かんきょう》が原因《げんいん》の乳幼児《にゅうようじ》の下痢《げり》が毎年《まいとし》50億件《おくけん》も報告《ほうこく》されています。乳幼児《にゅうようじ》の死因《しいん》として、下痢《げり》は急性呼吸器感染症《きゅうせいこきゅうきかんせんしょう》に次《つ》ぐ２位《い》で、毎年《まいとし》180万人《まんにん》の５歳未満児《さいみまんじ》が命《いのち》を落《お》としています。

写真《しゃしん》①は、海外《かいがい》のNGOが途上国《とじょうこく》の小学校《しょうがっこう》に設置《せっち》したトイレです。トイレは壊《こわ》れてしまい、現在《げんざい》では使用《しよう》されていません。そのため小学校《しょうがっこう》の子《こ》どもたちは校庭外《こうていがい》の茂《しげ》みなどで排《はい》せつしています。なぜ、トイレを修理《しゅうり》して使《つか》おうとしないのでしょうか？　理由《りゆう》としてはいろいろと考《かんが》えられます。水《すい》洗《せん》トイレは、トイレに流《なが》す水《みず》がなくなれば使《つか》えませんし、壊《こわ》れたときに修《しゅう》理《り》してくれる人《ひと》がいない場合《ばあい》も、使《つか》うことができません。また、トイレをきれいに掃除《そうじ》するという習慣《しゅうかん》も必要《ひつよう》です。

これは、わたしたちが使《つか》っているトイレが世界中《せかいじゅう》どこでもすぐに適応《てきおう》するとは限《かぎ》らないという一例《いちれい》です。単《たん》にトイレを設置《せっち》すればよいというわけではなく、現地《げんち》の人《ひと》とじっくりとコミュニケーションを取《と》りながら、文化《ぶんか》的《てき》な要素《ようそ》や地理的条件《ちりてきじょうけん》などに応《おう》じたトイレ作《づく》りをする必要《ひつよう》があります。また、トイレを作《つく》るのと同時《どうじ》にトイレ・衛生教育《えいせいきょういく》を行《おこな》い、トイレの大切《たいせつ》さを理解《りかい》してもらい、清潔《せいけつ》に維持《いじ》する習慣《しゅうかん》を定着《ていちゃく》させることも必要《ひつよう》です。

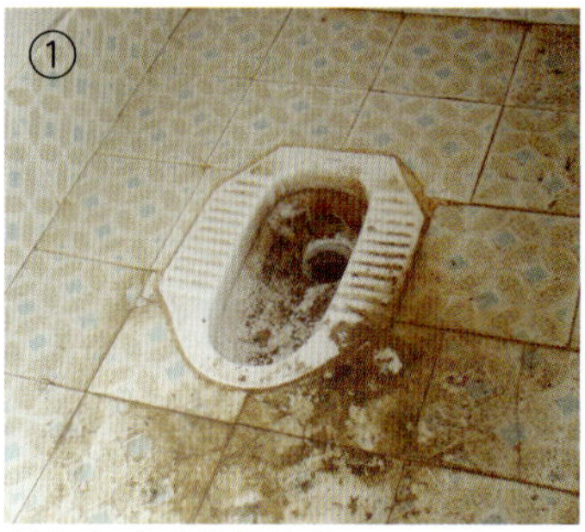
①
壊れたまま放置されているトイレ
写真提供：日本トイレ研究所

写真《しゃしん》②は、トイレ・衛生教育《えいせいきょういく》の一環《いっかん》として「うんちえんぴつ作《づく》り」（p.57 ～ 58参照《さんしょう》）を実施《じっし》し、うんちえんぴつを見《み》せ合《あ》っているところです。

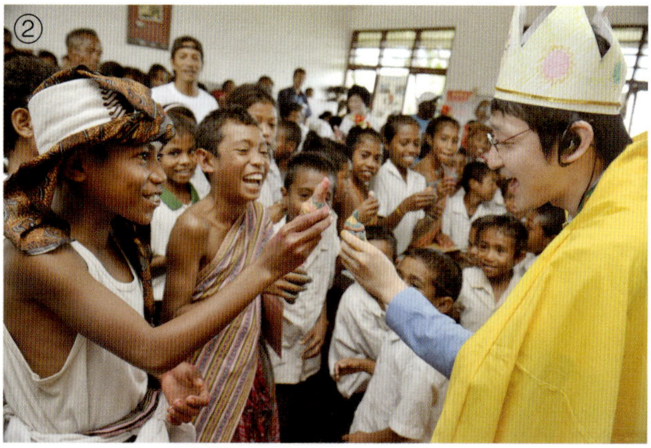
②
nepia千のトイレプロジェクトの一環で、東ティモール民主共和国において筆者がうんち王子にふんして指導しました
写真提供：王子ネピア株式会社

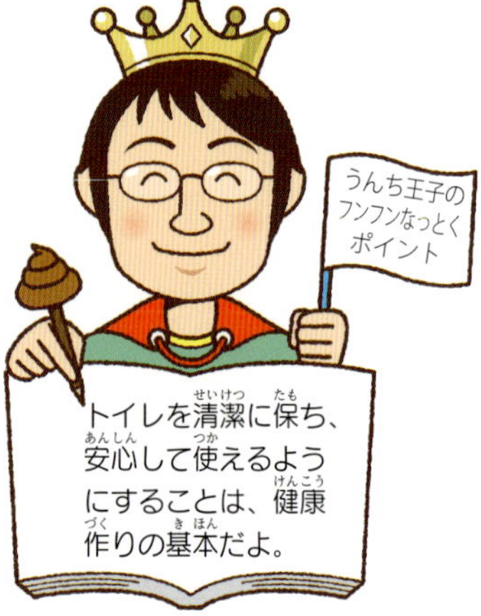
うんち王子の
フンフンなっとく
ポイント
トイレを清潔《せいけつ》に保《たも》ち、
安心《あんしん》して使《つか》えるよう
にすることは、健康《けんこう》
作《づく》りの基本《きほん》だよ。

＊千のトイレプロジェクトとは、2008年より王子ネピアが行っているユニセフの活動を支援するプロジェクトです。

江戸《えど》のトイレ

江戸時代《えどじだい》、庶民《しょみん》の多《おお》くは長屋《ながや》（細長《ほそなが》い集合住宅《しゅうごうじゅうたく》）に住《す》んでいました。その長屋《ながや》にはくみ取《と》り式《しき》の共同《きょうどう》トイレがあり、うんちをする大便所《だいべんじょ》とおしっこをする小便所《しょうべんじょ》に分《わ》かれていました。くみ取《と》り式《しき》トイレというのは、水《みず》を使《つか》わないトイレで、板張《いたば》りの床《ゆか》の中央《ちゅうおう》に穴《あな》が開《あ》いていて、うんちはトイレの下《した》にためられます。大家《おおや》さんはそこにたまるうんちをお百姓《ひゃくしょう》さんに売《う》っていました。お百姓《ひゃくしょう》さんは、畑《はたけ》の肥料《ひりょう》として使《つか》っていました。町《まち》の周辺《しゅうへん》の農地《のうち》へは馬《うま》や馬車《ばしゃ》で運《はこ》び、さらに量《りょう》が多《おお》い場合《ばあい》は河川《かせん》を利用《りよう》して舟《ふね》で遠方《えんぽう》に運《はこ》びました。

12軒長屋《けんながや》でくみ取《と》られたうんちの代金《だいきん》は、１年間《ねんかん》で５両《りょう》にもなったそうです。この当時《とうじ》、米《こめ》は１両《りょう》で約《やく》150キログラムも購入《こうにゅう》できたので、５両《りょう》はとてもいい収入《しゅうにゅう》です。また、武家《ぶけ》や町家《まちや》（武士《ぶし》や商人《しょうにん》が１世帯《せたい》ずつ住《す》む家《いえ》）では、直接野菜《ちょくせつやさい》と交換《こうかん》していました。目安《めやす》としては、大人《おとな》１人《ひとり》１年分《ねんぶん》で、大根《だいこん》50本《ぽん》とナス50個《こ》に交換《こうかん》できたそうです。

交通《こうつう》や運輸《うんゆ》の中心《ちゅうしん》となる江戸《えど》では、馬《うま》のうんちもたくさん発生《はっせい》していたため、それも貴重《きちょう》な肥料《ひりょう》として買《か》われていました。ちなみに馬《うま》１頭当《とうあ》たりのうんちは、１年《ねん》で３両《りょう》にもなったそうです。

うんちはとても大切《たいせつ》な資源《しげん》です。うんちが肥料《ひりょう》になって野菜《やさい》が育《そだ》ち、それを人間《にんげん》が食《た》べて、またうんちをします。江戸時代《えどじだい》は、とてもエコ*な循環型社会《じゅんかんがたしゃかい》だったのです。

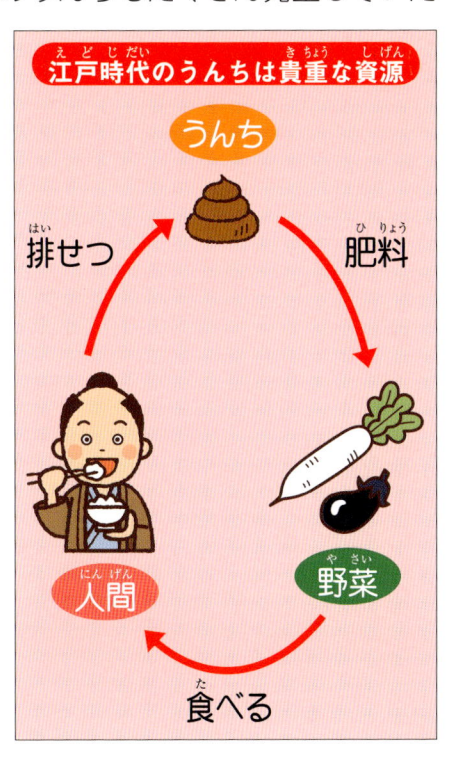

江戸時代《えどじだい》のうんちは貴重《きちょう》な資源《しげん》

＊エコ＝エコロジーの略。もともとは「生態学」という意味だが、最近は人間の暮らしと自然との共存・調和をめざそうという考え方を指して使われる。

未来《みらい》のトイレは、どうなるのだろう

トイレは、くみ取《と》りから水洗《すいせん》に移行《いこう》し、近年《きんねん》は節水化《せっすいか》が進《すす》んでいます。さらに温水洗浄便座《おんすいせんじょうべんざ》、温《あたた》かい便座《べんざ》、自動洗浄装置《じどうせんじょうそうち》、脱臭機能《だっしゅうきのう》、擬音装置《ぎおんそうち》、フタの自動開閉《じどうかいへい》など、様々《さまざま》な機能《きのう》が付加《ふか》されています。しかし、快適性《かいてきせい》を求《もと》めれば求《もと》めるほど、エコロジーとは逆《ぎゃく》の方向《ほうこう》に進《すす》んでいってしまうような気《き》もします。では、わたしたちが快適《かいてき》に排《はい》せつでき、しかもエコロジーなトイレとは一体《いったい》どんなトイレでしょうか？

水《みず》をまったく必要《ひつよう》とせず、便器《べんき》を汚《よご》さずにうんちやおしっこがスルリと流《なが》れていくトイレ、しかも使《つか》う人《ひと》に合《あ》わせてトイレの色《いろ》や明《あか》るさ、香《かお》り、高《たか》さ、手《て》すりの位置《いち》などが自由《じゆう》に変《か》わるトイレがあったらうれしいですね。そうすれば、車《くるま》いすの人《ひと》もお年寄《としよ》りも、子《こ》ども連《づ》れの人《ひと》も、みんな安心《あんしん》して使《つか》えます。しかも、電気《でんき》は自然《しぜん》エネルギーであれば最高《さいこう》です。

また、おしっこに含《ふく》まれるリンやカリウムなどの貴重《きちょう》な資源《しげん》を取《と》り出《だ》し、うんちは肥料《ひりょう》にすることもできるようになるかもしれません。今《いま》までは、不要《ふよう》で嫌《きら》われものだったうんちとおしっこが江戸時代以上《えどじだいいじょう》に活《かつ》やくするのです。資源化《しげんか》のためには、わたしたちは良《よ》いうんちとおしっこをしなければなりません。つまり、体《からだ》にいいものを食《た》べて、元気《げんき》よく動《うご》いて、ぐっすり眠《ねむ》ることが求《もと》められます。これは、基本的《きほんてき》な生活習慣《せいかつしゅうかん》を守《まも》るということです。未来《みらい》のトイレのために、今《いま》のうちから、良《よ》いうんちづくりに取《と》り組《く》んでみませんか。

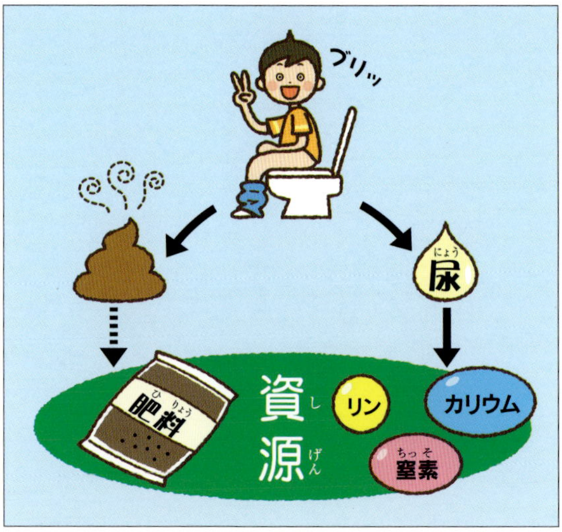

4

快適《かいてき》トイレ生活《せいかつ》のススメ ～トイレに行《い》くのは素敵《すてき》なこと～

うんち教室《きょうしつ》とは？

うんち教室《きょうしつ》は、日本《にほん》トイレ研究所《けんきゅうじょ》と王子《おうじ》ネピアが2007年《ねん》から取《と》り組《く》んでいる活動《かつどう》で、小学校《しょうがっこう》低学年《ていがくねん》向《む》けの出前授業《でまえじゅぎょう》です。自分《じぶん》の体《からだ》・健康《けんこう》とうんちのつながりを学《まな》び、「トイレや排《はい》せつは大切《たいせつ》である」、「トイレに行《い》くことは恥《は》ずかしくない」という心《こころ》を育《はぐく》みます。また、トイレに関《かん》するルール・マナーを学《まな》び、集団生活《しゅうだんせいかつ》において他者《たしゃ》を思《おも》いやることや、トイレを大切《たいせつ》に使《つか》う習慣《しゅうかん》を身《み》につけることを目的《もくてき》としています。

うんち教室《きょうしつ》プログラムは、①トイレと排《はい》せつの大切《たいせつ》さを学《まな》ぶ基本講座《きほんこうざ》「トイレとうんちのはなし」（関心《かんしん》・理解《りかい》）、②オガクズ粘土《ねんど》を用《もち》いた「うんちえんぴつ作《づく》り」（思考《しこう》）、③自分《じぶん》のうんちの状態《じょうたい》を確認《かくにん》する「うんち日記《にっき》」（実践《じっせん》）です。

まず、「トイレとうんちのはなし」を通《とお》して体《からだ》のしくみや、排《はい》せつと健康《けんこう》との関係《かんけい》を学《まな》び、「うんちえんぴつ作《づく》り」では、自分《じぶん》の体《からだ》の中《なか》でうんちが作《つく》られることをイメージさせます。さらに「うんち日記《にっき》」を全員《ぜんいん》に配布《はいふ》し、自宅《じたく》で１週間《しゅうかん》、食事《しょくじ》やうんちの状態《じょうたい》を日記《にっき》で記録《きろく》・確認《かくにん》することで生活習慣《せいかつしゅうかん》の改善《かいぜん》を促《うなが》します。

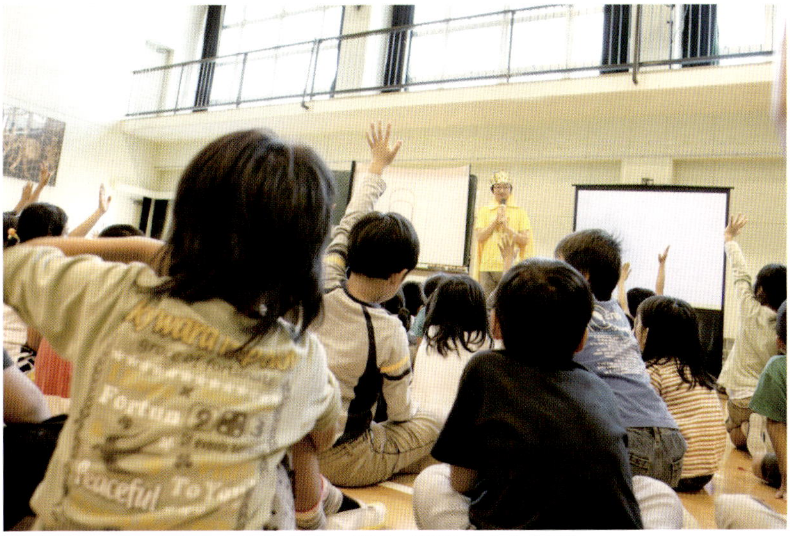

うんち教室の様子（撮影：山本絢子）

うんち教室の内容

①トイレとうんちのはなし	
実施内容	ねらい
うんちの種類	うんちに興味・関心を抱く。食や生活がうんちに影響を与えることを知る。
良いうんちをするためのポイント	良いうんちをするための方法は、日常生活の中にある簡単なことであることに気づく。
うんちができるまでのしくみ	体の内部のしくみに関心を持つ。
トイレの使い方	他の人を思いやる気持ち、共同生活でのルール・マナーの大切さを認識する。
トイレットペーパーができるまで	トイレットペーパーが貴重な資源であることに気づき、大切に使おうと思う気持ちが芽生える。
②うんちえんぴつ作り	
実施内容	ねらい
粘土を用いてうんちえんぴつを制作	(食べ物にたとえた) 4色の粘土をねじり合わせ、うんちえんぴつを作ることで、自分の体の中でうんちが作られることをイメージする。

また、良《よ》いうんちをするために今《いま》すぐできるポイントとして、次《つぎ》の３つのことをやってみるように伝《つた》えています。

・朝《あさ》起《お》きたら、コップ１杯《ぱい》のお水《みず》を飲《の》むこと。
・朝《あさ》ごはんを好《す》き嫌《きら》いなく、よくかんで食《た》べること。
・外《そと》で元気《げんき》よく遊《あそ》ぶこと。

小学校《しょうがっこう》のトイレの多《おお》くは、古《ふる》い、くさい、暗《くら》いなど、家庭《かてい》のトイレとのギャップも大《おお》きいので、子《こ》どもたちはマイナスイメージを持《も》っています。また、トイレでうんちをすると、友《とも》だちに冷《ひ》やかされてしまうこともあり、我慢《がまん》する子《こ》どもも少《すく》なくありません。日本《にほん》トイレ研究所《けんきゅうじょ》は、このようなトイレ空間《くうかん》を改善《かいぜん》し、明《あか》るいトイレ環境《かんきょう》を作《つく》ることにも取《と》り組《く》んでいます。

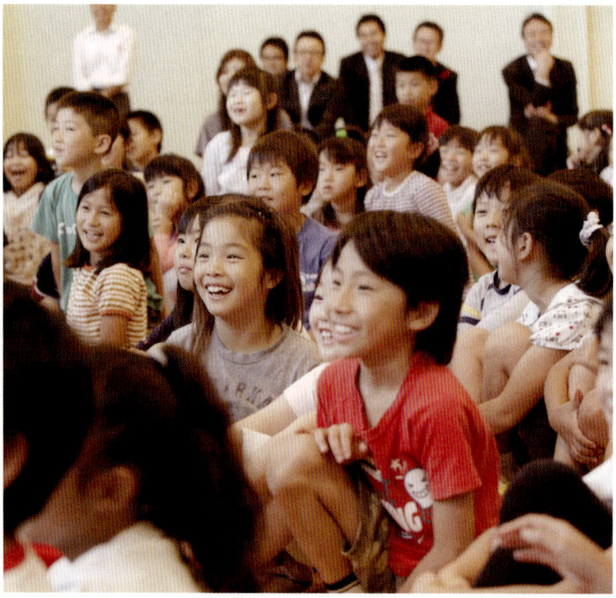

楽しみながら排せつの大切さやトイレマナーを学ぶ（撮影：山本絢子）

うんち教室《きょうしつ》の効果《こうか》

うんち教室《きょうしつ》の実施前《じっしまえ》と実施後《じっしご》約《やく》１か月《げつ》に、アンケートを行《おこな》いました（実《じっ》施前《しまえ》455名《めい》、実施後《じっしご》437名《めい》）。その結果《けっか》、「自分《じぶん》のうんちの色《いろ》や形《かたち》をチェックしていますか？」という質問《しつもん》に対《たい》して、「毎回《まいかい》チェックしている」という回《かい》答《とう》が約《やく》13％増《ふ》え、「チェックしない」と回答《かいとう》していた子《こ》どもが約《やく》12％減少《げんしょう》しました。うんちを見《み》るという単純《たんじゅん》な行為《こうい》が、子《こ》どもたちの生活《せいかつ》に大《おお》きな変化《へんか》をもたらしています。それが感《かん》じ取《と》れるコメントが保護者《ほごしゃ》や先生《せんせい》から数多《かずおお》く寄《よ》せられています。

■保護者《ほごしゃ》の感想《かんそう》：

『トイレを我慢《がまん》しないようになりました』『うんちを見《み》て体調《たいちょう》のことを考《かんが》えるようになりました』『キラキラうんち（うんち教室《きょうしつ》でのバナナうんちの呼《よ》び方《かた》）をするために、嫌《きら》いだった野菜《やさい》を食《た》べ始《はじ》めました』『うんちをするのが恥《は》ずかしいらしく、家以外《いえいがい》でうんちができません。でも、うんち教室後《きょうしつご》は、“うんちって大切《たいせつ》なんだよ”と言《い》って、きたないものという意識《いしき》が薄《うす》れました』『“お菓子《かし》ばかり食《た》べるとうんちが硬《かた》くなっちゃうので、今日《きょう》からお菓子《かし》をたくさん食《た》べないようにする！”と言《い》っていました。いつもお菓子《かし》ばかり食《た》べる子《こ》なのでうれしい言葉《ことば》でした』など

■学校《がっこう》の先生《せんせい》の感想《かんそう》：

『トイレに行《い》くとき、恥《は》ずかしそうだった子《こ》も、わたしに一言伝《ひとことつた》えてから行《い》くようになりました。学校《がっこう》でうんちをする子《こ》も増《ふ》えたような気《き》がします』『トイレをきれいに使《つか》おうと心《こころ》がけているようです。汚《よご》れてしまうことが少《すく》なくなりました』『トイレットペーパーをいたずらしたり、紙《かみ》を長《なが》くのばしたままにしたりすることが少《すく》なくなりました』『以前《いぜん》よりうんちを我慢《がまん》しないようになったので、腹痛《ふくつう》を訴《うった》える児童《じどう》が減《へ》ってきました』『男子《だんし》がうんちをするために個《こ》室《しつ》に入《はい》るのを恥《は》ずかしいことととらえなくなり、それをからかうようなこともなくなりました』など

もっと知《し》ろう！　学《まな》ぼう！　うんちのこと

　みなさんは、「うんち」というとどのようなイメージを持《も》っていますか？　面白《おもしろ》い？　恥《は》ずかしい？　変《へん》な感《かん》じ？　それとも、うんちのことなんて大《だい》嫌《きら》い？　人《ひと》によってイメージは様々《さまざま》でしょうが、だれもが多《おお》かれ少《すく》なかれうんちに興味《きょうみ》を持《も》っているのではないでしょうか。だって、「うんち」と聞《き》いただけで、「えーっ？」「いやだぁ」「きったねぇー」などと大騒《おおさわ》ぎしているでしょう？　そこのあなた、それがうんちを意識《いしき》している証拠《しょうこ》です。

　このように、みなさんがうんちに興味《きょうみ》を持《も》つのは、実《じつ》は生《い》きていくうえでうんちや排《はい》せつがとても重要《じゅうよう》であることを、本能《ほんのう》で感《かん》じているからだと思《おも》います。ヒトは寝《ね》て、食《た》べて、動《うご》いて、出《だ》して、初《はじ》めて充実《じゅうじつ》した活動《かつどう》ができる動物《どうぶつ》であり、それが上手《うま》くいっているかどうかを知《し》るための体《からだ》からのお便《たよ》りがうんちなのですから。

　この本《ほん》を読《よ》んだみなさんには、自分《じぶん》のうんちの状態《じょうたい》を知《し》ることや、うんちについて学《まな》ぶことは、恥《は》ずかしいことでもかっこ悪《わる》いことでもなく、健康《けんこう》づくりのためにはとても大切《たいせつ》なことだということがわかってもらえたと思《おも》います。うんちについて学《まな》ぶための教材《きょうざい》には、面白《おもしろ》く楽《たの》しいものがたくさんあります。たとえば下《した》の写真《しゃしん》は、日本《にほん》トイレ研究所《けんきゅうじょ》が制作《せいさく》した「うんちっち！のうた」のＣＤです。うんちの違《ちが》いによる健康状態《けんこうじょうたい》の違《ちが》いがユーモラスに歌《うた》われていて、みんなで踊《おど》れるように振《ふ》り付《つ》けもついています。こうした教材《きょうざい》を通《とお》して、もっと楽《たの》しみながらうんちについて学《まな》びましょう。

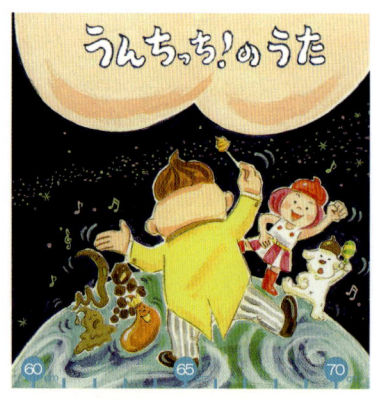

「うんちっち！のうた」のCD

＊このＣＤについて詳しく知りたい方は、日本トイレ研究所（http://www.toilet.or.jp/）までお問い合わせください。

5 トイレから考《かんが》えるエコロジー

わたしたちが利用《りよう》する水洗《すいせん》トイレは、水《みず》・電気《でんき》・トイレットペーパーなど、様々《さまざま》な資源《しげん》を必要《ひつよう》とします。たとえば、1人《ひとり》が1日《にち》に使《つか》う水《みず》の量《りょう》は200リットルで、浴槽《よくそう》1杯分《ぱいぶん》と言《い》われています。内訳《うちわけ》としては、最《もっと》も多《おお》いのが風呂《ふろ》で60リットル、次《つぎ》はトイレ50リットル、洗濯《せんたく》40リットル、炊事《すいじ》30リットル、その他《た》20リットルとなります。また、温水洗浄便座《おんすいせんじょうべんざ》が消費《しょうひ》する電力《でんりょく》は、家庭全体《かていぜんたい》の3.9%です。衣類乾燥機《いるいかんそうき》や食器洗浄乾燥機《しょっきせんじょうかんそうき》より多《おお》く、トイレットペーパーに関《かん》しては、1人《ひとり》当《あ》たりに換算《かんさん》すると、1日約《にちやく》9メートルを使用《しよう》すると推計《すいけい》されています。

○トイレットペーパー

日本《にほん》トイレ研究所《けんきゅうじょ》は、公共施設《こうきょうしせつ》などのトイレの個室内《こしつない》に、トイレットペーパーを大切《たいせつ》に使《つか》ってほしいという思《おも》いをつづった詩《し》を掲《かか》げる活動《かつどう》を展《てん》開《かい》しました。2009年《ねん》11月《がつ》の1か月間《げつかん》、全国約《ぜんこくやく》1,700の個室《こしつ》で実施《じっし》した結果《けっか》、トイレットペーパーの消費量《しょうひりょう》が約《やく》10%削減《さくげん》できた施設《しせつ》もありました。同時《どうじ》期《き》に小学校《しょうがっこう》においてもモデル的《てき》に実施《じっし》したところ、最《もっと》も効果《こうか》が出《で》た学校《がっこう》は約《やく》30%削減《さくげん》しました。

また、30家庭《かてい》42人《にん》に実施《じっし》してもらったところ、最《もっと》も効果《こうか》のあった家庭《かてい》は26%削減《さくげん》しました。ちなみに、掲示後《けいじご》の大便《だいべん》1回当《かいあ》たりのトイレットペーパー平《へい》均使用量《きんしようりょう》は、男性《だんせい》98センチメートル、女性《じょせい》106センチメートル（小便用《しょうべんよう》56センチメートル）という結果《けっか》でした。

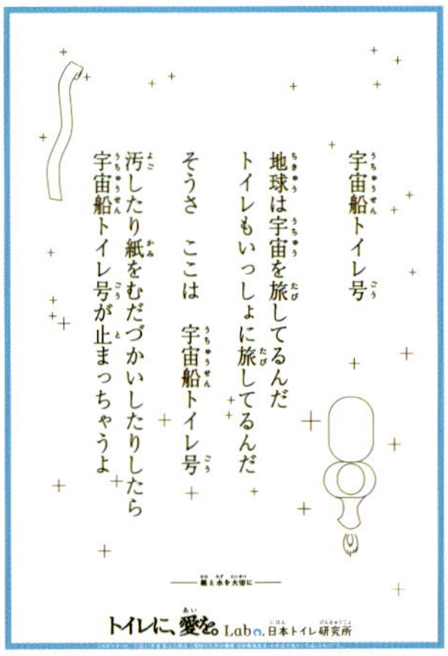

トイレの詩

詩《し》を掲示《けいじ》するだけでこのような効果《こうか》が出《で》るということは、意識《いしき》を変《か》えることの重要性《じゅうようせい》を物《もの》語《がた》っています。トイレで排《はい》せつするという、日々《ひび》の当《あ》たり前《まえ》の行為《こうい》の中《なか》にこそ、一人《ひとり》ひとりができることや大切《たいせつ》なことがあると思《おも》います。

環境《かんきょう》に対《たい》するちょっとした優《やさ》しさを積《つ》み重《かさ》ねることで、地球環境《ちきゅうかんきょう》は良《よ》い方向《ほうこう》に変《か》わっていくと思《おも》います。バナナうんちは、スルッと出《で》ますので、お尻《しり》が汚《よご》れず、トイレットペーパーを多《おお》く使《つか》いません。健康《けんこう》とエコはつながっているのです。

○水資源《みずしげん》

地球上《ちきゅうじょう》にある水《みず》は約《やく》14億立方《おくりっぽう》キロメートルですが、そのうちの97.5%は海水《かいすい》です。淡水《たんすい》はたった2.5%しかありません。しかも、その大半《たいはん》は氷《こおり》や地下水《ちかすい》なので、人《ひと》が容易《ようい》に使《つか》える水《みず》は全体《ぜんたい》のわずか0.01%程度《ていど》と言《い》われています。

日本《にっぽん》は水《みず》が豊《ゆた》かな国《くに》ですが、限《かぎ》りなくあるわけではありません。わたしたちが利用《りよう》する水《みず》は自然《しぜん》の中《なか》を循環《じゅんかん》していますので、ある場所《ばしょ》、ある時間《じかん》に利用《りよう》できる水《みず》の量《りょう》は限《かぎ》られています。地下水《ちかすい》は利用《りよう》し続《つづ》けるとなくなってしまいます。また、たくさんの水《みず》があったとしても、水質《すいしつ》が悪《わる》ければ有効活用《ゆうこうかつよう》できません。

このような状況《じょうきょう》の中《なか》、わたしたちは、飲《の》めるほどきれいな水《みず》を、単《たん》に大小便《だいしょうべん》を運《はこ》ぶためだけにたくさん使《つか》っています。家庭《かてい》でトイレに使《つか》う水《みず》の量《りょう》は1人《ひとり》1日《にち》に2リットルのペットボトル25本分《ほんぶん》にもなります。

トイレから流《なが》れ出《で》た大小便《だいしょうべん》は、下水道《げすいどう》などを通《とお》って汚水処理施設《おすいしょりしせつ》で微生物《びせいぶつ》によって分解《ぶんかい》され、水《みず》と泥《どろ》になります。この水《みず》は、河川《かせん》・海《うみ》に行《い》き、蒸発《じょうはつ》して雲《くも》となり、雨《あめ》を降《ふ》らせます。そして、わたしたちは、この水《みず》を再《ふたた》び生活用水《せいかつようすい》として利用《りよう》します。つまり、貴重《きちょう》な水《みず》を循環《じゅんかん》の中《なか》で大切《たいせつ》に利用《りよう》していかなければなりません。

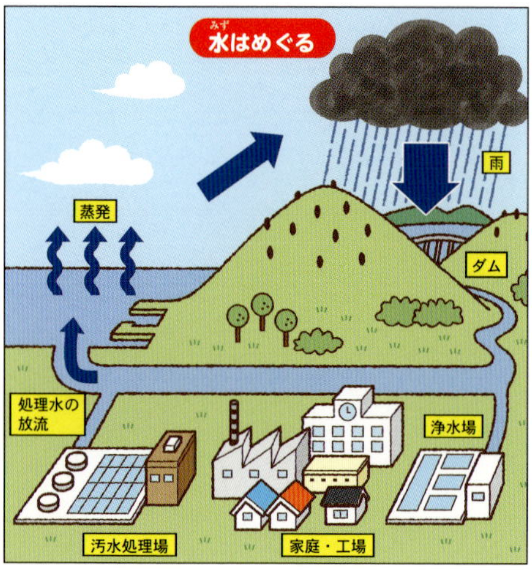

そのためには、トイレの水《みず》は何度《なんど》も流《なが》さないこと、流《なが》す際《さい》には大小《だいしょう》レバーを使《つか》い分《わ》けることなどが大切《たいせつ》です。また、トイレ以外《いがい》の、風呂《ふろ》やシャワー、食器《しょっき》洗《あら》いなどでも水《みず》を大切《たいせつ》に使《つか》うなど、身近《みぢか》なことから始《はじ》めることが大切《たいせつ》です。

うんちチェックシート

【使《つか》い方《かた》】

1. 1週間《しゅうかん》ごとにコピーして使《つか》いましょう。
2. 「色《いろ》・形《かたち》」のところには、色《いろ》えんぴつでうんちの絵《え》をかきましょう。
3. 「回数《かいすう》」のところには、その日《ひ》何回《なんかい》うんちが出《で》たか、回数《かいすう》を書《か》きましょう。
4. 「量《りょう》」のところでは、1日《にち》のうんちの量《りょう》を合《あ》わせたとき、バナナ1本分《ぽんぶん》より少《すく》なければ「少《しょう》」、バナナ1本《ぽん》ぐらいなら「バナナ」、多《おお》ければ「多《た》」を○でかこみましょう。
5. 「におい」のところでは、くさいときは「ライオン」、あまりにおわないときは「パンダ」に○をつけましょう。
6. うんちの様子《ようす》を観察《かんさつ》して、健康作《けんこうづく》りに役立《やくだ》てましょう。

日付《ひづけ》	色《いろ》・形《かたち》	回数《かいすう》	量《りょう》	におい
		回《かい》	少《しょう》 バナナ 多《た》	(　　) (　　)
		回《かい》	少《しょう》 バナナ 多《た》	(　　) (　　)
		回《かい》	少《しょう》 バナナ 多《た》	(　　) (　　)
		回《かい》	少《しょう》 バナナ 多《た》	(　　) (　　)
		回《かい》	少《しょう》 バナナ 多《た》	(　　) (　　)
		回《かい》	少《しょう》 バナナ 多《た》	(　　) (　　)
		回《かい》	少《しょう》 バナナ 多《た》	(　　) (　　)

今日《きょう》のうんちから、
あなたの健《けん》康《こう》をうらなってみましょう

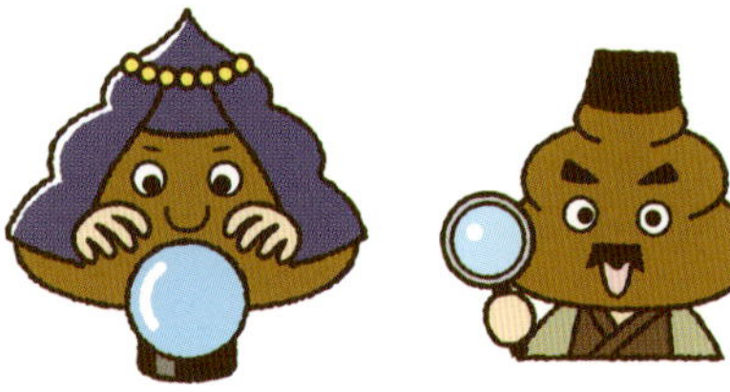

形《かたち》＼色《いろ》	黄《き》　色《いろ》	黄褐色《おうかっしょく》
バナナうんち	ア 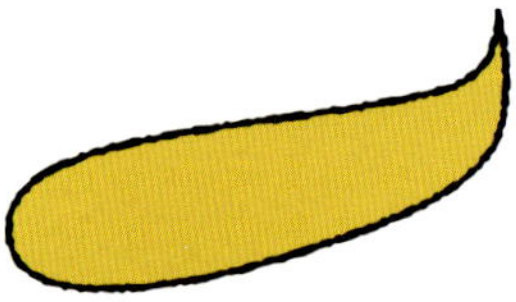	イ 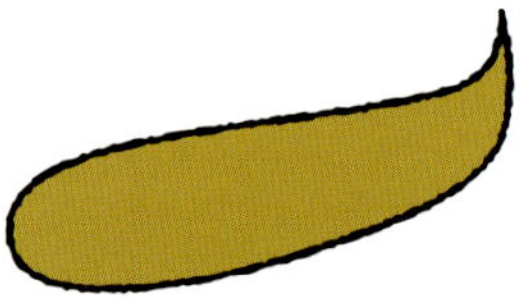
コロコロうんち		
ビシャビシャうんち	キ 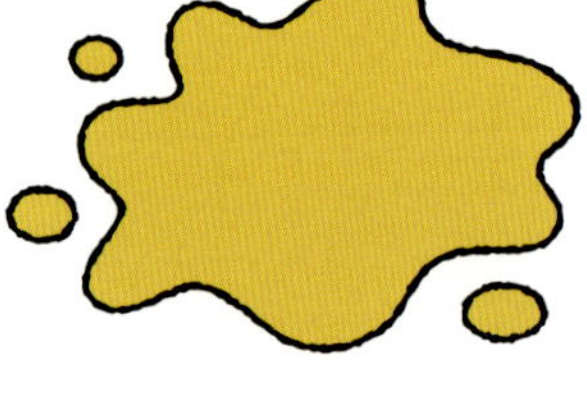	ク 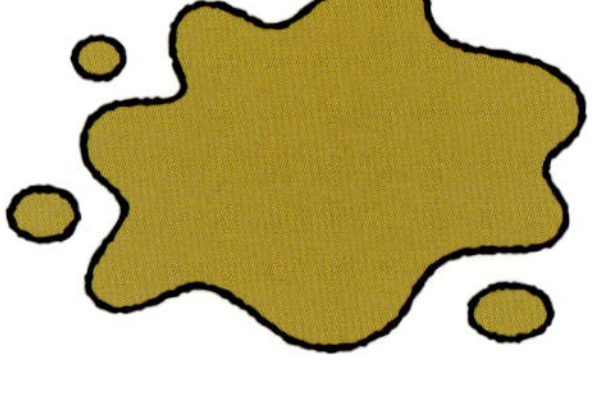
ヒョロヒョロうんち	サ 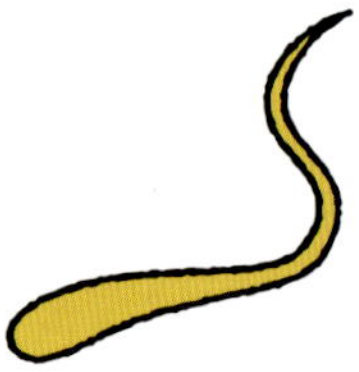	シ 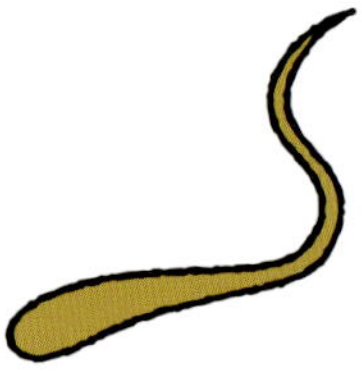

今日《きょう》のあなたのうんちは、どれかな？

今日《きょう》、うんちが出《で》なかった人《ひと》は、出《で》たときにチャレンジしてね。

茶《ちゃ》　色《いろ》	黒褐色《こっかっしょく》
ウ 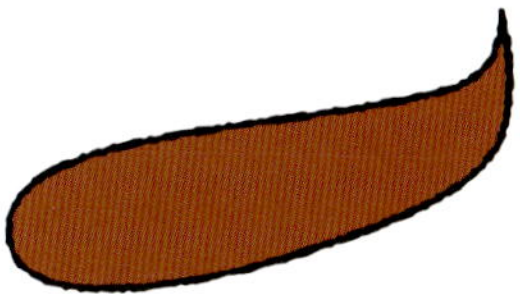	エ 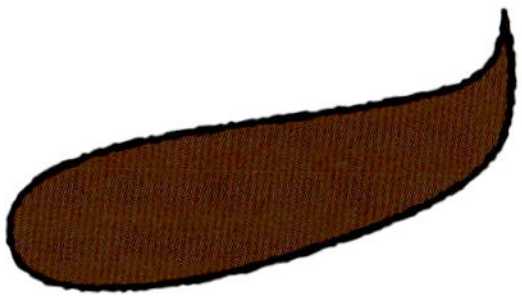
オ 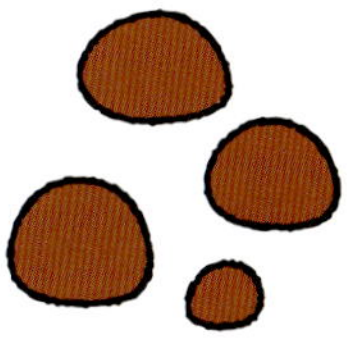	カ 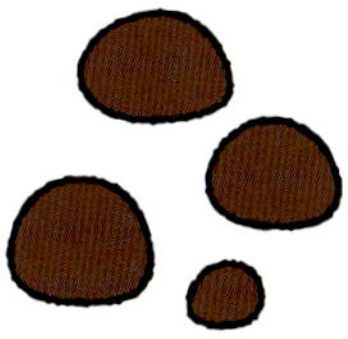
ケ 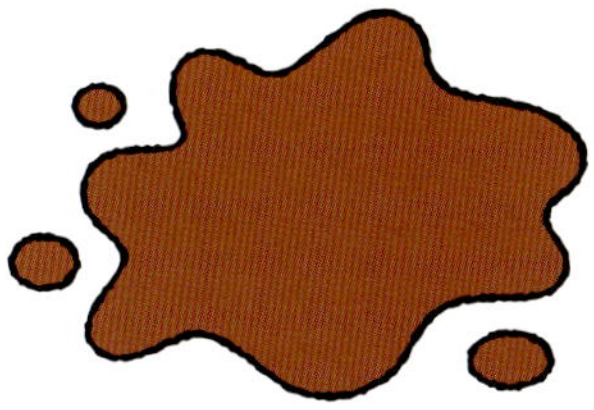	コ 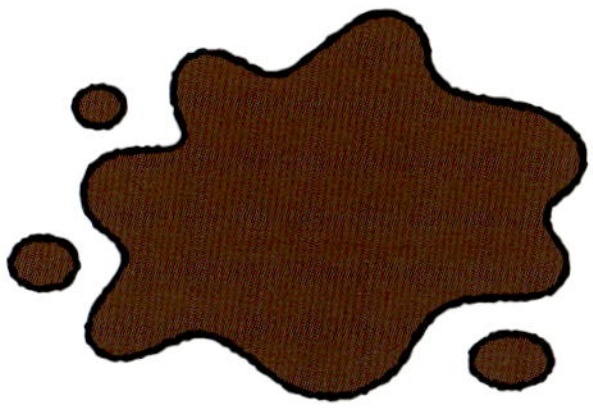
ス 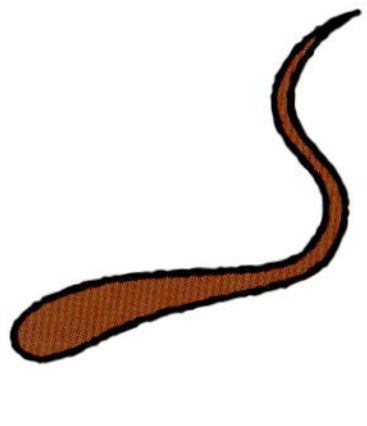	セ 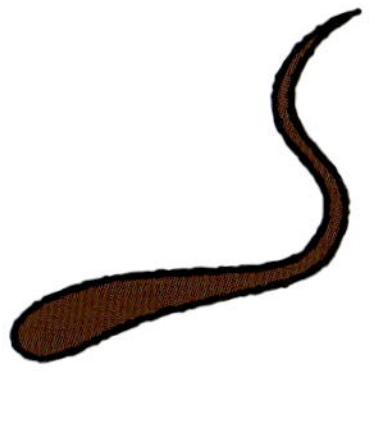

うらない結果《けっか》は、
次《つぎ》のページへ

うらない結果《けっか》

うんちの状態《じょうたい》		あなたへのアドバイス
ア	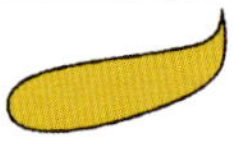	あなたの腸内環境《ちょうないかんきょう》は、バッチリ健康《けんこう》です。元気《げんき》いっぱいに活動《かつどう》しましょう。
イ	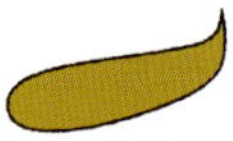	あなたの腸内環境《ちょうないかんきょう》は、ほぼ健康《けんこう》のようです。今《いま》の生活習慣《せいかつしゅうかん》を続《つづ》けてください。
ウ	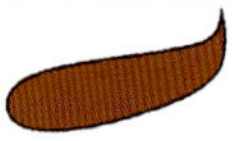	あなたの腸内《ちょうない》で、悪玉菌《あくだまきん》が増《ふ》え始《はじ》めているようです。もう一度食《いちどしょく》事内容《じないよう》を見直《みなお》してみましょう。
エ	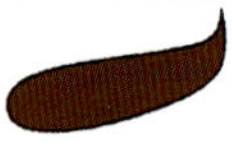	肉《にく》や脂肪分《しぼうぶん》をとり過《す》ぎていませんか？　動物性《どうぶつせい》の物《もの》ばかり食《た》べていると、腸内《ちょうない》がアルカリ性《せい》に傾《かたむ》き、うんちが黒《くろ》っぽくなります。
オ	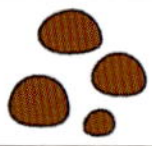	うんちの水分《すいぶん》が少《すく》なくなっているようです。水分《すいぶん》や食物繊維《しょくもつせんい》の多《おお》い食《た》べ物《もの》を多《おお》くとるように心《こころ》がけましょう。
カ	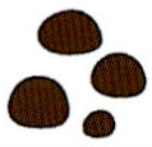	スナック菓子《がし》や肉類《にくるい》ばかり食《た》べていませんか？　偏食《へんしょく》をしたり、うんちを我慢《がまん》したりすることが多《おお》いと、便秘《べんぴ》の原因《げんいん》になります。
キ	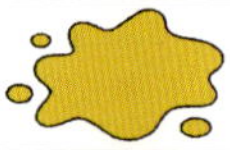	冷《つめ》たい物《もの》を飲《の》み過《す》ぎたり、寝冷《ねび》えをしたりしていませんか？　冷《ひ》えは、下痢《げり》の原因《げんいん》となります。
ク	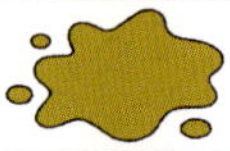	暴飲暴食《ぼういんぼうしょく》をしていませんか？　下痢《げり》のときは、辛《から》い物《もの》などの刺激物《しげきぶつ》を避《さ》け、消化《しょうか》・吸収《きゅうしゅう》のよい食《た》べ物《もの》をとるようにしましょう。
ケ	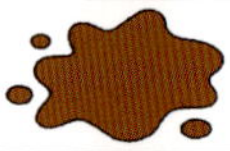	最近《さいきん》、ストレスをためてはいませんか？　ストレスを感《かん》じると、悪玉菌《あくだまきん》が増《ふ》え、腸内細菌《ちょうないさいきん》のバランスが崩《くず》れると言《い》われています。
コ	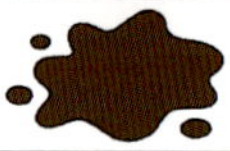	長《なが》く続《つづ》く下痢《げり》は、病気《びょうき》が原因《げんいん》のことがあります。おうちの人《ひと》や、保健室《ほけんしつ》の先生《せんせい》に相談《そうだん》しましょう。
サ	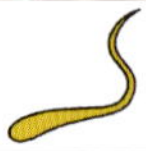	食事《しょくじ》の量《りょう》が不足《ふそく》しているのではありませんか？　無理《むり》なダイエットは、体調《たいちょう》を崩《くず》すだけでなく、正常《せいじょう》な成長《せいちょう》を妨《さまた》げます。
シ	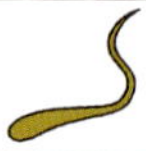	少《すこ》し運動不足《うんどうぶそく》ぎみではありませんか？　適度《てきど》に体《からだ》を動《うご》かすことも、良《よ》いうんち作《づく》りのためには重要《じゅうよう》です。
ス	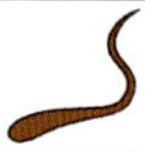	腸《ちょう》の周《まわ》りの筋肉《きんにく》が弱《よわ》く、うんちをうまく押《お》し出《だ》すことができないのかもしれません。祝便体操《しゅくべんたいそう》で、腸腰筋《ちょうようきん》を鍛《きた》えましょう。
セ	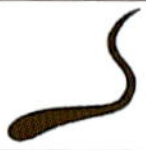	うんちをしても、まだ残《のこ》っているようでスッキリしないのでは？　良《よ》いうんちのもとになる食《た》べ物《もの》をとり、運動《うんどう》をするように心《こころ》がけましょう。

◎うらない結果《けっか》を参考《さんこう》にして、食事《しょくじ》や運動《うんどう》などの生活習慣《せいかつしゅうかん》を改善《かいぜん》し、健康作《けんこうづく》りに役立《やくだ》てましょう。

◎うんちの出《で》ない日《ひ》が続《つづ》いたり、ビシャビシャうんちが続《つづ》いたりするときは、おうちの人《ひと》や保健室《ほけんしつ》の先生《せんせい》に相談《そうだん》しましょう。

◎そのほか、うんちのことで気《き》になることがあるときも、おうちの人《ひと》などに相談《そうだん》しましょう。

索　引

索　引

あとがき

巷では健康になりたい「健康病」という病気があるそうです。確かに健康というのは大事なことだと思います。ですが、健康というのは目的ではなくひとつの手段です。つまり自分の夢を達成するために健康が必要なのです。このことを肝に銘じて健康の源である「腸」というものをもう一度自分自身で、家族で、あるいは地域で見直すことができればと思います。

その腸内環境の様子を知る一番の方法は、自分のうんちを観察することです。その意味や方法について、本書で詳細に述べてみました。ストーンと気持ちよく出すことができたか、どれくらいの量なのか、黄色をしているのか、においはどうかなどをチェックしてみることです。そこから、理想的なうんちを作るにはどうすればいいのか、どのような食事をとればいいのかを考えることの大切さも理解してください。今や、食事は考えて食べる時代です。毎日タップリでみごとなうんちと対面できるように努力してくれることを期待しています。

そして、便所でのうんち観察力を向上させ、便所を「便器のある場所」にすることなく、体からのお便りを受け取る「お便り所」にされるように、願っています。

また、学校でトイレに行けないことはありませんか。みなさんは本書を通じて、うんちが健康のバロメーターであることを学びました。ぜひ、友だち同士、また家族で健康チェックの基本がうんちであることを話し合ってください。

わたしたちにとって「生きることは、出すこと」です。これまでの研究・普及活動から得られた知恵は宝ものです。うんち・ワールドは健康を願う人々によって、ますます大きな広がりをみせています。その輪を巨大なネットワークにしたいのです。わが国のみならず、アジアの国々にもその輪を広げていきたいと思うのです。

共　著　者

参考文献・資料

＜第３章＞

国連開発計画『人間開発報告書 2006』（国際協力出版会）2007

農山漁村文化協会編『江戸時代にみる日本型環境保全の源流』（農山漁村文化協会）2002

主婦と生活社編『大江戸ものしり図鑑』（主婦と生活社）2000

渡辺信一郎『江戸のおトイレ』（新潮社）2002

谷直樹・遠州敦子『便所のはなし』（鹿島出版会）1986

省エネ性能カタログ 2009 年冬版（資源エネルギー庁）

＝ http://www.enecho.meti.go.jp/policy/saveenergy/seinoucatalog_2009winter.pdf

日本におけるし尿処理・分散型生活排水処理システム（環境省）

トイレットペーパー購入ガイドライン・グリーン購入ネットワーク HP

＝ http://www.gpn.jp/select/guidlines/eisei2.html

日本水フォーラム HP

＝ http://www.waterforum.jp/

沖大幹『気候変動と世界の水資源、日本の水資源』国土審議会水資源開発分科会第２回利根川・荒川部会（資料）2002

写真提供

頁	内容	提供
12	ライオン	神戸市立王子動物園
	パンダ	神戸市立王子動物園
13	パンダのうんち	神戸市立王子動物園
	ライオンのうんち	上野動物園園長・小宮輝之先生
	タヌキのうんち	国営昭和記念公園
21	胃の内部	筑波大学大学院人間総合科学研究科准教授・近藤匡先生
23	大腸の内部	日本大学短期大学部食物栄養学科教授・小橋恵津先生
48	洋式トイレ（２点）	TOTO 株式会社
50	和式トイレ（２点）	TOTO 株式会社
52	多目的トイレ	東京都千代田区広報広聴課
53	携帯用トイレ	株式会社総合サービス
	災害用トイレカー	国土交通省北陸地方整備局北陸技術事務所
54	千のトイレプロジェクト	王子ネピア株式会社

取材協力

頁	内容	協力
30	恐竜の糞化石	群馬県立自然史博物館
	サメの糞化石	群馬県立自然史博物館
31	ほ乳類の糞化石	群馬県立自然史博物館
	魚の糞化石	群馬県立自然史博物館

著者紹介

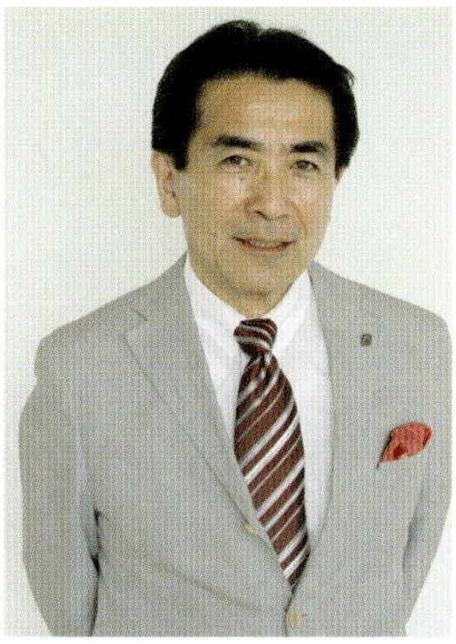

辨野 義已

（べんの・よしみ）

1948年　大阪府生まれ
1973年　酪農学園大学酪農学部獣医学科卒業、東京農工大学大学院獣医学専攻中退
1974年　理化学研究所研究員
2004年　理化学研究所バイオリソースセンター微生物材料開発室室長
2010年　理化学研究所イノベーション推進センター辨野特別研究室　特別招聘研究員

おもな活動・資格

日本臨床腸内微生物学会理事、日本獣医学会評議員、（社）全国はっ酵乳乳酸飲料協会理事、（財）ヤクルトバイオサイエンス研究財団評議員、国際嫌気性グラム陰性菌分類命名小委員会委員、Anaerobe編集委員、Int. J. Probiotics & Prebiotics編集委員
農学博士（東京大学）
研究領域：腸内環境学、微生物分類学

おもな著書

『おべんとうんち』（幻冬舎エデュケーションズ）2011
『プロバイオティクス』（金芳堂）2010
『見た目の若さは、腸年齢で決まる』（PHP研究所）2009
『健腸生活のススメ』（日本経済新聞出版社）2008
『腸内環境学のすすめ』（岩波書店）2008
『病気にならない生き方で、なる病気』（ブックマン社）2008
『ビフィズス菌パワーで改善する花粉症』（講談社）2007
『ウンコミュニケーションBOOK』（ぱる出版）2006
『ヨーグルト生活で「腸キレイ」』（毎日新聞社）2005、ほか

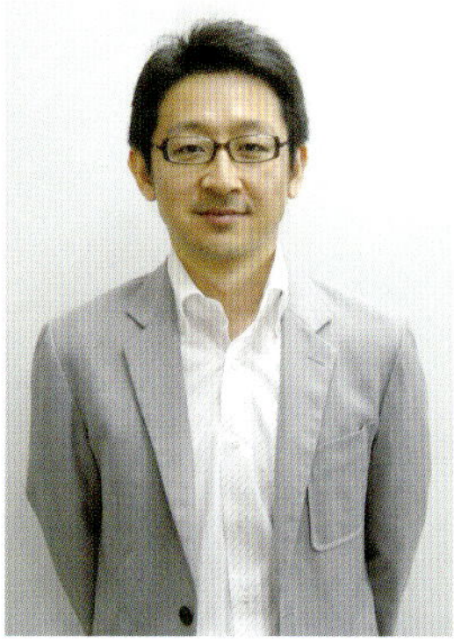

加藤 篤

（かとう・あつし）

1972年　愛知県生まれ
1996年　芝浦工業大学卒業
まちづくりのシンクタンクを経て、現在、NPO法人日本トイレ研究所代表理事。野外フェスティバルや山岳地などにおけるトイレ計画づくり、小学校のトイレ空間改善、養護教諭を対象にした研修会、子どもたちにトイレやうんちの大切さを伝える出前授業を展開している。自らも王冠にマント姿の「うんち王子」として小学校に行く。

おもな著作文等

『うんちさま』（金の星社）2011
『四快のすすめ』（共著・神山潤編）（新曜社）2011
『水の知』（共著・沖大幹監修）（化学同人）2010
「震災時の避難所等のトイレ・衛生対策」『保健医療科学』（保健医療科学院）2010
『うんちっち！のうた』（作詞）（日本トイレ研究所）2009
「子どもの健康は、うんちから。」『教育ジャーナル』（学研教育みらい）2009
「途上国の衛生環境改善に向けたトイレからのアプローチ」『月刊浄化槽』（日本環境整備教育センター）2007
「山岳トイレ技術分野の概略と期待」『環境研究』（日立環境財団）2005

元《げん》気《き》のしるし 朝《あさ》うんち

2012年 2 月 1 日　初版第 2 刷 発行
著　　者　辨野 義己・加藤 篤
発 行 人　松本 恒
発 行 所　株式会社　少年写真新聞社
〒102-8232　東京都千代田区九段南 4-7-16　市ヶ谷KTビル I
TEL 03-3264-2624　FAX 03-5276-7785
URL http://www.schoolpress.co.jp/
印 刷 所　図書印刷株式会社

ISBN978-4-87981-355-8　C0037

スタッフ　編集：少年写真新聞社書籍編集課　DTP：木村 麻紀　校正：石井 理抄子　写真：森 建吾　イラスト：中村 光宏 ／編集長：野本 雅央